階段を「下りる」人はなぜ寝たきりにならないのか？

お茶の水健康長寿クリニック院長
白澤卓二

小学館集英社プロダクション

はじめに

寝たきりを防ぐためには、転ばないことが大事

「長生きしたい」

これは、誰もが願うことでしょう。

しかし、この願いには続きがあるはず。

「長生きしたい。最期まで元気な状態で」

「元気な状態」というのは文学的な表現ですので、人によってさまざまなイメージがあると思います。

「ずっと元気でいたいんです。趣味の山登りを楽しみたいから」

「元気でいられるのが一番ですよね。子どもや孫に迷惑はかけたくありません」

「最近、階段を上るのがつらくて。歳をとると元気でいるのは難しいですね」

患者さんとお話をしていても、「元気」の定義は人それぞれです。けれども、突き詰めると、これに尽きるのではないでしょうか。

「元気とは、自立した生活を送ること」

自立した生活の対極にあるのが、寝たきりになることです。そして、その大きな呼び水となるのが、転倒・骨折です。高齢者の筋力は1週間寝たきりでいると20％、5週間で96％も落ちてしまうため、骨折の療養を機に寝たきりになってしまうケースが非常に多くみられます。

東京消防庁の調査によると、転倒して救急搬送をされる高齢者が増えています。2017年、日常生活の事故で救急搬送をされた高齢者の数は7万6889人で、そのうち約8割が転倒を原因としたものでした。

それでは一体、どうすれば転倒や骨折を防ぎ、最期まで元気でいることができるのでしょうか。

答えは簡単。

体を動かすことです。

筋肉は、動かせば発達しますし、動かさなければ衰えます。筋肉を発達させることで、転ばない体をつくることができます。つまり、「体を動かす」ということは、寝たきりを予防するために私たちができる、最もシンプルかつ効果的なことなのです。

「なんだ、そんな当たり前のこと」と拍子抜けされたかもしれません。

けれども、私がこの本でお伝えしたいのは、「**将来、寝たきりになりたくなければ、体を動かすことが大事。特に、階段は下りるときに使ってください**」ということです。

もちろん、階段は上るときにも使うほうがより健康的です。

けれども、上りか下り、どちらか一方を高齢者が寝たきりを防ぐという観点で選ぶとするなら、私は「下り」を推奨します。

なぜ、階段は下りるときに使うとよいのでしょうか。

階段を「下りる」ことで、転びにくくなる

転んだり、転びそうになったりした経験は誰にでもあると思います。

足がもつれたり、ちょっとした段差につまずいたり、体がよろけたり、シチュエーションはさまざまでしょう。

日常は、転倒を誘発する要素であふれています。

- 和室とフローリングの、ほんの少しの段差につまずく
- カーペットのへりに足をとられる
- 玄関に置いている靴をうっかり踏んづけてバランスを崩す
- 浴室が寒く、急いで湯船に入ろうとして滑る
- 布団から起き上がった際に目がくらむ
- ズボンをはくときに体がよろめく
- 石畳の歩道でつま先が引っかかる

・レストランで、他の人が後ろに引いたイスにつっかかる
・電車に乗っていて揺られてふらつく

実際に転倒するまでにはいかなくても、ヒヤッとした経験がある方は多いのではないでしょうか。こんな、ちょっとしたことで転倒したばかりに、療養生活を強いられて、結果的に寝たきりになってしまうのは誰もが避けたいことだと思います。

どうぞ、ご安心ください。

どんなシチュエーションであろうとも転ばずにすむ方法があります。それは、転びそうになったときに、ぐっと踏みとどまるということです。

体がよろめいたとき、瞬間的に脚に力を入れて、よろけた体を支える。

これを成功させるためには、もちろん脚の筋力が必要です。しかも、突然のアクシデントに瞬発的に対応できる筋力が求められます。そのような**筋力があれば、たとえ転びそうになったとしても、ぐっと踏みとどまることができる**でしょう。これはつまり、日常のさ

まざまな「ヒヤッ」とする瞬間を、何事もなかったかのように乗り切れるということ。あれこれ心配することなく、若かりしあのころのように日常の動作を自由に行えるようになるということです。

そしてこのような筋力は、実は階段を「下りる」ことで育むことが可能なのです。

本書では、日常的すぎて気にも留めていなかった、階段を「下りる」ことの健康的メリットについてご紹介していきます。

驚くことに、**健康的メリットは、転倒防止に役立つ筋力を育むだけではなく、糖尿病予防、若返り効果、さらには認知症予防まで期待できます。**エスカレーターやエレベーターを当たり前のように使っている方は、健康を引き寄せる絶好のチャンスを逃していると言っても過言ではありません。

階段を「下りる」という当たり前のことを、少しの工夫で、より安全に、より健康的に。その方法をご説明していきましょう。

第1章

なぜ階段を「下りる」といいのか

第2章

実践！ 階段の「下り方」

第3章

足腰だけではない！　実はスゴイ、階段を下りる効果

第4章

階段を「下りる」効果を高める健康習慣

第 1 章

なぜ階段を「下りる」といいのか

家に閉じこもっていると死が近づいてくる

「外出しないと死亡率が高くなる」

これは、ある研究グループ（東京都老人総合研究所・新開省二部長のグループ）が明らかにした事実です。

研究グループは、高齢者の閉じこもり（外出頻度が週1回以下）の背景や影響について調べるため、調査を2年間行いました。

その結果、閉じこもりに該当する人たちは、2つのグループに分類できることがわかりました。

A：心身に障害があって外出できないグループ

B：日常生活では自立しているにもかかわらず、ほとんど外出しないグループ

Ａ、Ｂそれぞれのタイプはほぼ同数であり、65歳以上の在宅高齢者では、約10人に１人が閉じこもりです。

閉じこもりではない高齢者とＡを比較した場合、Ａのほうが死亡率が高くなるのは、ある程度予測できると思います。もともと心身に問題を抱えているわけですから、トラブルが連鎖するリスクは高まります。実際、Ａの死亡率は４倍に上りました。

特筆すべきは、Ｂです。

閉じこもりではない高齢者とＢを比較した場合、どうなると思いますか？

なんと、Ｂの死亡率は２倍強を記録したのです。

外出せず、家に閉じこもっているだけで死亡率が２倍になる。

これは非常に驚くべきことでした。なぜなら、閉じこもること、つまり生活の活動性が低下するだけで心身機能を弱らせることがわかったからです。

道を歩く、買い物をする、電車に乗るなどの日常の行動が、寿命を延ばすカギであると言えるでしょう。

日常生活の動きは思っている以上に複雑

私は、「いつまでも元気でいたい」という人に対して次のようにアドバイスをしています。

「東京駅を使ってください」

一体、何の話？　と思われたかもしれません。

東京駅は、中央線や山手線、京浜東北線、横須賀線、地下鉄など複数の路線があり、乗り換えが極めて複雑です。移動距離が長いうえ、上り下りもあり、さらには人通りが多いため、一定速度で歩かないと周りの人に迷惑をかけてしまいます。利用するだけで一苦労、そんな駅なのです。関西で言うと、大阪駅や梅田駅も非常に入り組んでいると言えるでしょう。

実は、**日常生活で行われる動きは、みなさんが思っている以上に複雑です**。

たとえば、歩くという動き。

歩くために使われる筋肉をいくつか挙げてみましょう。

【ヒラメ筋】 ふくらはぎを構成している筋肉で、主に足首を曲げる働きを担っている。歩行動作や、上体が前に倒れないように体を維持する役割もある。

【前脛骨筋《ぜんけいこっきん》】 すねの前面の表層にある筋肉。歩行する際、つまずかないようにつま先を持ち上げる。

【後脛骨筋《こうけいこっきん》】 ふくらはぎの深層にある筋肉。足首を伸ばしたり歩いたりするときに、足裏面と地面の向きが合うようにするなどの働きがある。

【長腓骨筋《ちょうひこっきん》】 ふくらはぎの外側を走っている筋肉。主に、起伏のある地面を歩くときに使われる。

【短腓骨筋《たんひこっきん》】 長腓骨筋に覆われている筋肉。起伏のある地面を歩くときに使われる。

【第三腓骨筋《ひこっきん》】 足首の近くにある筋肉。歩くときに、足裏面と地面の向きが合うように調節する働きを補助する。

【短趾屈筋《たんしくっきん》】足の裏にある筋肉。親指以外の４本の指を動かすことに貢献し、立っているときにバランスを取る。

【大殿筋《だいでんきん》】お尻を形成する大きな筋肉。歩行や立ち上がる動作など、股関節の伸展をともなうあらゆる動きに使われる。

【大胸筋《だいきょうきん》】胸板を形成する筋肉。腕を横から前に振るときに使われる。

歩くために必要な筋肉は、脚だけではなく全身に及び、**全身の筋肉の３分の２にあたる約２６０種類もの筋肉が使われています。**

歩くだけでこれですから、階段を上る、下りるという歩行＋αの動きの場合は、筋肉をより複雑に使うことになります。

しかし、今の世の中は、こうした「日常の動き」がもたらす健康効果を非常に軽視していると言わざるをえません。

介護施設のなかには、高齢者の転倒や寝たきりを防ぐために、筋トレマシンを導入しているところがあります。しかし、私はそれにどれほどの効果があるのか懐疑的です。

筋トレマシンは、アスリートのタイムを伸ばすにはいいかもしれません。しかし、高齢者が筋トレマシンを使う目的は、転倒と寝たきりを防ぐことです。そのためには、全身の筋肉をスムーズに使えるようになる必要があります。

ところが、筋トレマシンの動きは実に画一的で単純。そのため、せっかく筋トレマシンで筋肉を鍛えても、複雑な日常生活の動きを的確にフォローできません。その証拠に、介護施設に筋トレマシンが導入されてからすでに数年が経過していますが、一向に効果を示す論文が出てきません。結局、利用すらされていないのでしょう。

海外の現場を見ても、筋トレマシンではなく、ダンスやカラオケ、庭いじりなどを取り入れているところがほとんどです。**高齢者が転倒や寝たきりを防ぐためには、あくまでも、日常的な動きの中にトレーニング性を持たせることが大切**なのです。

あなたの脚は大丈夫？
簡単なテストで筋力をチェック

そもそも、人はなぜ転ぶのでしょうか。

立ち上がる、歩く、階段を上る、下りるなど、体が動くとき、まず動き始めるのは頭です。人の頭は、体重の1割弱の重さがあるため、60キロの人の場合、5～6キロもあります。これは、ボウリングの球と同じくらいの重さです。私たちは、この重たい球を一番上にのせ、2本の足でバランスをとっています。そのため、段差につまずいたり、足を滑らせたりして重心が大きく傾くと、両足で支えられる範囲を外れてしまいます。つまり、バランスを崩したときに人は転びやすくなるのです。

しかし、「はじめに」でも少しお伝えしたように、**たとえバランスを崩しても、瞬時に反応し、体を支える筋力があれば転倒を防ぐことができます。**

脚の筋力があるかないか。

それは、太股が上がらないことで段差につまずくリスクを左右するのはもちろん、転びそうな体を支える最後の砦と言えます。

そこで、まずはあなたの脚の筋力を測ってみましょう。イスに座る、立ち上がるという日常生活の中で不可欠な動きを使った簡単なテストです（23ページ）。

テストの評価（24ページ）は、年齢、性別によって異なります。評価が「遅い」となった場合は、脚の筋力が低下している可能性が高いでしょう。

【脚の筋力測定テスト】

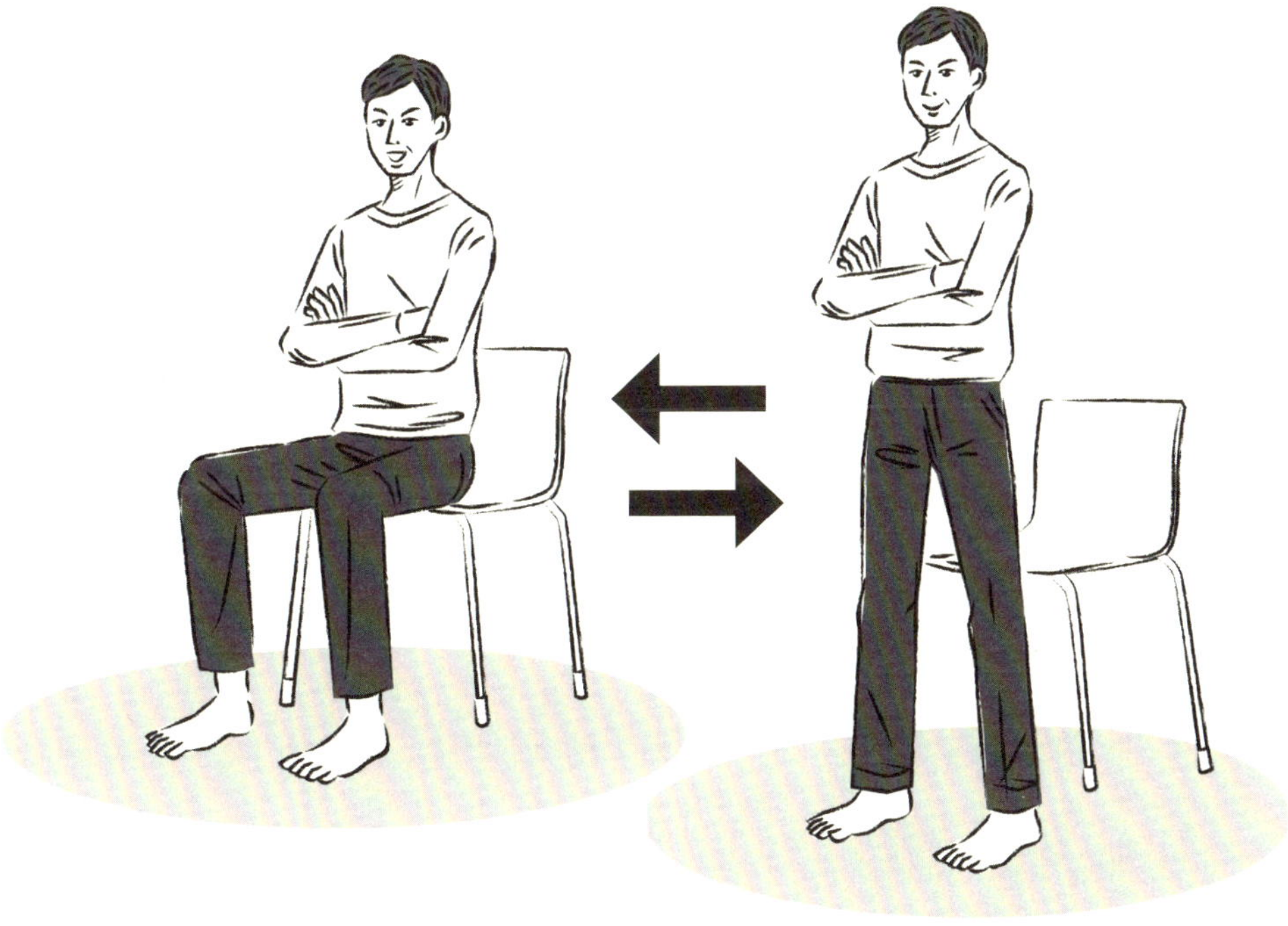

❶ イスの前に立ち、足は肩幅程度に開きます。腕は胸の前で組みます。

❷ スタートの合図でイスに座り、お尻がついたらすぐに立ち上がります。膝関節が伸びたところで1回と数えます。❶❷を10回繰り返し、かかった時間を測ります。

【 脚の筋力測定テスト評価表 】

	年齢	速い	普通	遅い
男性	20〜39歳	〜6秒	7〜9秒	10秒〜
	40〜49歳	〜7秒	8〜10秒	11秒〜
	50〜59歳	〜7秒	8〜12秒	13秒〜
	60〜69歳	〜8秒	9〜13秒	14秒〜
	70歳〜	〜9秒	10〜17秒	18秒〜

	年齢	速い	普通	遅い
女性	20〜39歳	〜7秒	8〜9秒	10秒〜
	40〜49歳	〜7秒	8〜10秒	11秒〜
	50〜59歳	〜7秒	8〜12秒	13秒〜
	60〜69歳	〜8秒	9〜16秒	17秒〜
	70歳〜	〜10秒	11〜20秒	21秒〜

出典：ウェブサイト「健康長寿ネット」（公益財団法人長寿科学振興財団）

けれども、落ち込む必要はありません。テストによって判明したのは、「現在のあなたの脚の筋力は衰えている」ということにすぎません。1か月後、1年後という未来のあなたは、これからの日常の過ごし方によっていくらでも変わることができます。なぜなら、**筋力はいくつになっても高められるからです。**

そもそも、筋力とは何でしょうか。「筋肉の力」と答える方が多いかもしれません。それでは、筋肉とは何でしょう。

これらは本書を読み進めていただくうえで基本となることなので、筋肉と筋力についてご説明しておきましょう。

筋肉はいくつになっても鍛えられる

「歳をとって、すっかり筋肉がなくなってしまった」となげいている方がいるかもしれません。しかし、それは決して筋肉自体の数が減少したわけではありません。

筋肉は、筋繊維という細胞が集まって構成されています。筋繊維は直径約0・05㎜で、髪の毛1本分ほどの細さです。筋繊維がさらに150本ほど集まると筋束《きんそく》という束になり、この筋束がさらに筋膜によって覆われて1つの筋肉になります。

筋肉を構成している筋繊維の数は、基本的に生まれてから死ぬまで大きく変化しません。したがって「筋肉が落ちた」というのは、筋繊維の数が減ったということではなく、1本1本の筋繊維がやせ細った状態を言います。反対に、筋繊維が太くなれば「筋肉がつく」ことになります。

なぜ、筋繊維は細くなったり、太くなったりするのでしょうか。

そう。それは使うか、使わないかに依存します。毎日の活動量が減ると筋繊維は細くな

[筋肉の構造図]

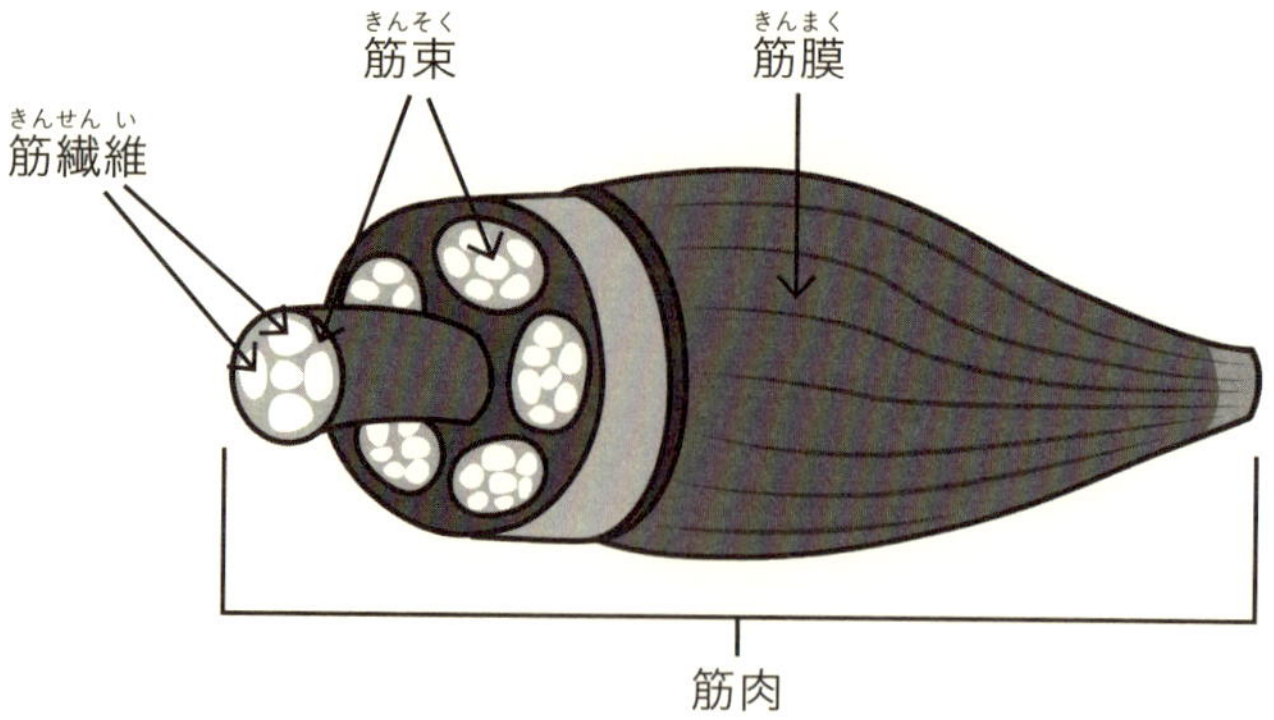

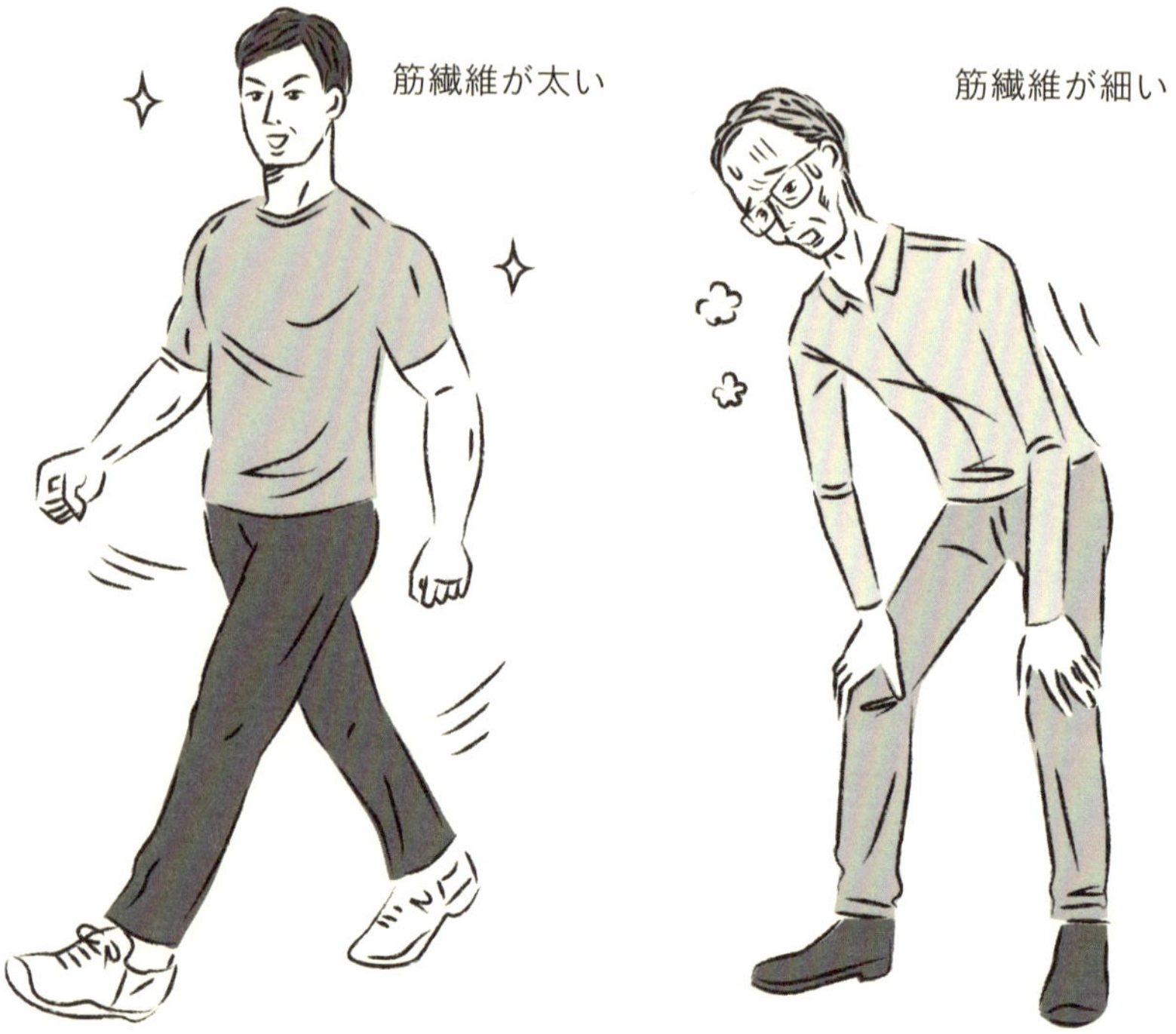

筋肉量が多い人

筋肉量が少ない人

りますし、反対に活動量が増えれば、筋繊維は太くなります。

歳をとると、髪の毛の本数が減ったり、歯が抜けたり、免疫細胞が減少したり、さまざまなものが減少していきます。

しかし、筋繊維はほとんど減りません。加齢とともに多少は目減りしていきますが、年齢に関係なく太くすることができます。10が9になったなら、残された9の1つ1つを太くすれば、10と同じような状態を維持することが可能なのです。

そう考えると、**筋肉は、加齢の影響を受けにくい非常に貴重なものだと言えるでしょう。**加齢よりもむしろ、立つ、歩く、上る、下りるといった日常的な動作の影響を強く受けます。

筋肉がある体になるか、それとも、筋肉がほとんどない体になるか。

それは、あなたの日々の行動次第です。

筋肉の知られざる役割

体に筋肉があると、どのような健康的メリットがあるのでしょうか。筋肉の役割は、主に3つあります。

1：体を動かす
2：熱をつくる
3：病気を予防する

まず、1のメリット「体を動かす」について。

一般的に「筋肉」というと、歩くときに使うような、自分の意思で動かせる筋肉を指します。これを医学的には骨格筋と言います。

骨格筋は、関節をまたがって骨にくっついていて、筋肉が伸びたり縮んだりすることで

【筋肉と骨の動き】

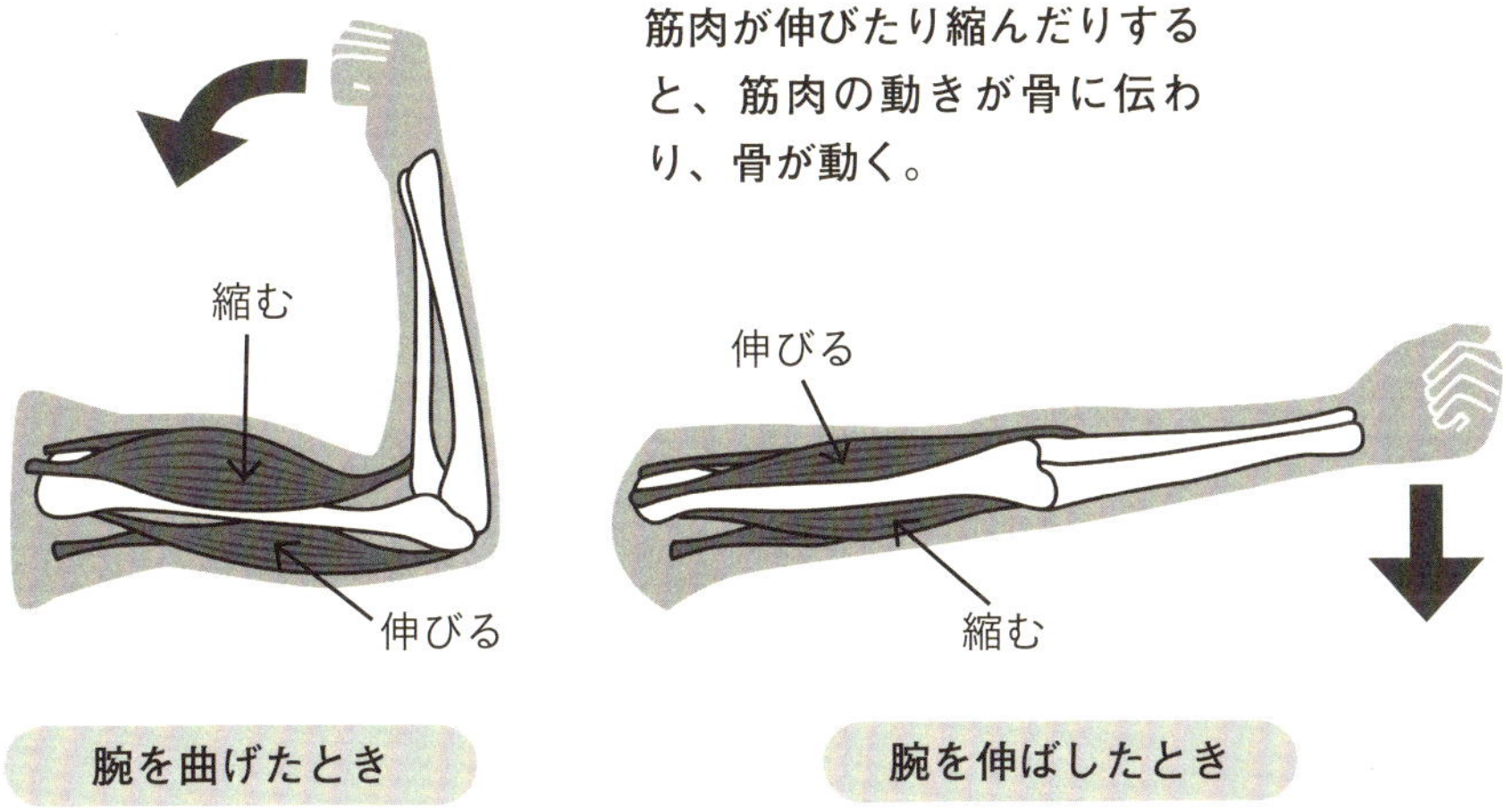

筋肉が伸びたり縮んだりすると、筋肉の動きが骨に伝わり、骨が動く。

関節を動かします。その結果、体は自由に動くことができます。歩く、階段を上る、下りるという日常動作や、運動をするために骨格筋は欠かせません。人間が活動できるのは骨格筋のおかげなのです。

ちなみに、筋肉には「心筋（心臓をポンプのように動かす筋）」と、「内臓筋（消化管をはじめとする内臓を動かす筋）」もありますが、本書では「筋肉＝骨格筋」としてお話をしていきます。

また、人が立っているとき、筋肉は常に力を発揮しています。地球には重力があるため、それに抗う力が必要だからです。座っているときも、横たわっているときも、わずかではありますが筋肉が使われています。

続いて、2のメリット「熱をつくる」について。

人間は、体に熱がないと生きていくことができません。日本人の平均体温は36・89度で、どんなに熱いところや寒いところに身を置いても、体温変化はほぼ1度以内におさまるようにできています。

なぜ、そんなことができるのかというと、自分自身で熱を生み出しているからです。その、**熱を生み出すために最も貢献しているのが筋肉です**。じっとしていても、筋肉は絶えずエネルギーを消費して熱をつくり出しており、熱産生の約6割を担っています。

もし、筋肉量が減少すると、熱がつくられにくくなり、エネルギー消費量も減少してしまいます。すると、肥満や糖尿病になりやすくなるうえ、体の中の余剰な糖が「糖化ストレス」という状態を引き起こし、**動脈硬化や腎疾患、認知症など、さまざまな合併症のリスクを高めます**。

そして、3のメリット「病気を予防する」について。これは筋肉の役割において、近年

【筋肉による熱産生】

筋肉量が減少

↓

熱がつくられにくくなる

↓

エネルギー代謝機能が低下

↓

肥満（メタボ）・糖尿病

↓

動脈硬化・腎疾患・認知症

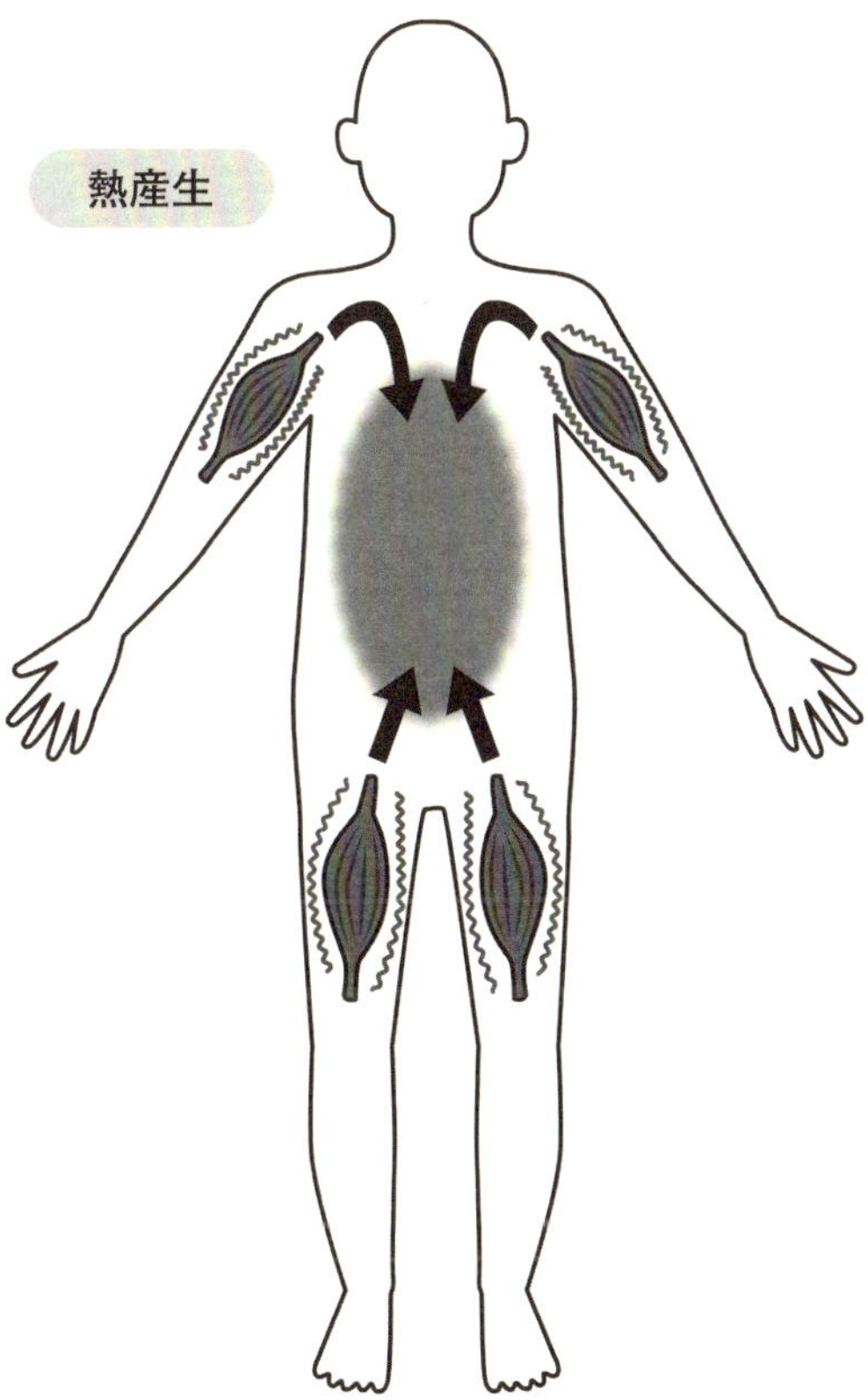

明らかになってきた事実です。
最近の研究によって、筋肉をよく動かすと、ある物質が分泌されることがわかってきました。それは、マイオカインという物質です。
マイオカインとは、筋肉が分泌する生理活動物質の総称で、すでに50種類ほど発見されています。まだ完全に解明されたわけではありませんが、**さまざまな病気の予防効果が徐々に明らかになってきています**。

【認知症】ハーバード大学の研究チームによると、筋肉から分泌されたマイオカインの一種「アイリシン」が脳に入ると、認知機能を改善するBDNFの発現に効果があるとされています。

【大腸がん】マイオカインの中でも代表的な「SPARC」は、大腸がんのがん細胞を自滅させる働きが期待されています。

【糖尿病】マイオカインの一種「IL-6」は、体内の糖を取り込み、肝臓で脂肪を分解します。それによって、肥満や糖尿病を抑制する効果があります。

【動脈硬化】脂質を分解する働きがある「アディポネクチン」という物質には、糖尿病

【階段の上り下りとマイオカインの分泌】

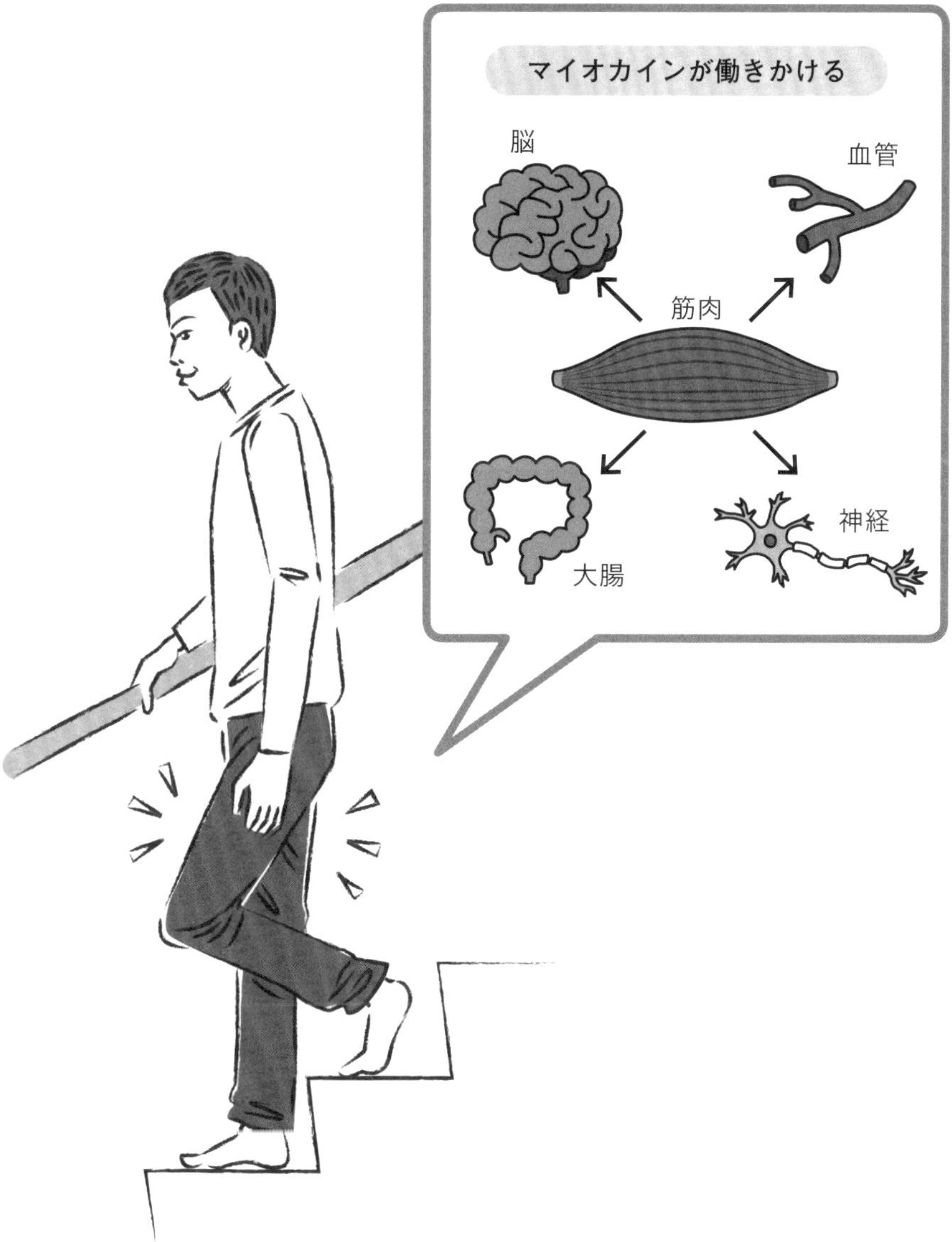

や脂質異常からくる動脈硬化を防ぐ効果があります。以前から脂肪細胞や肝臓から分泌されることが知られていましたが、ここ数年の研究によって、筋肉からも分泌されることが判明しました。

筋肉量が減ると、それに伴いマイオカインの分泌量も減少します。反対に、**筋肉量が多ければマイオカインの分泌量も増加します。**

全身の筋肉の中で重量が大きいのは下半身の筋肉であり、特に**太股は大きな筋肉なので、太股を動かすとたくさんのマイオカインが分泌されると考えられます。**したがって、階段を上り下りするような運動はマイオカインの分泌を促すには最適だと言えるでしょう。

こうして、筋肉の役割をあらためて考えてみると、「**筋肉量が減ることは、生命活動や人生の質を大きく左右する**」と、ご理解いただけると思います。

拮《きっ》抗《こう》筋《きん》を働かせていないと、筋力が低下していく

続いて、筋力についてご説明します。

筋力とは、筋肉が伸びたり縮んだりするときに生まれる力のことを言います。

たとえば、お孫さんを抱っこするとき。

①お孫さんのワキの下に手を添える。

②ひじを曲げて、お孫さんを持ち上げる（上腕二頭筋が縮むことで力が生み出される＝コンセントリック収縮）

③お孫さんを下ろす（上腕二頭筋が伸びることで力が生まれる＝エキセントリック収縮）

当然ながら、力を生み出すもとである筋肉量が多いほど筋力も大きくなります。

原則として、筋肉は自分自身で伸びることはできません。それぞれ、正反対の動きをするパートナーである拮抗筋というものを持っています。Aという筋肉が伸びるためには、拮抗筋であるBの筋肉が縮む必要がありますし、Bが伸びるためには、Aが縮む必要があ

ります。左ページの図③で、お孫さんを下ろす際に上腕二頭筋が伸びることができたのは、拮抗筋である上腕三頭筋が縮んだからです。拮抗筋について最もわかりやすい例は、腹筋と背筋《はいきん》です。腹筋が縮めば背筋が伸び、背筋が縮めば腹筋が伸びます。

日常生活を送るうえで**拮抗筋をしっかり働かせていないと、筋肉が縮みっぱなしになってしまう**ため、さまざまなデメリットがあります。

- 体が硬くなる……筋肉には強い粘性があるため、バランスよく動かさない状態が続くと、筋肉の中で細胞がくっついてしまい、筋肉が伸びにくくなります。
- 前傾姿勢になり転びやすくなる……人間には、危険を察知したときに瞬間的に体を縮める「逃避反射」というものがあります。そのため、素早く縮められるように内側の筋肉のほうが強度が高くできています。これは強いゴムが張られているようなものなので、加齢とともに、内へ内へと引っ張られていきます。
- 疲れやすくなる……筋肉が縮みっぱなしだと、新鮮な酸素やブドウ糖を取り込みにくくなり、乳酸などの疲労物質がたまりやすくなります。
- 筋力が低下していく……全身の筋肉が縮みっぱなしになることで、立つ、歩く、階段

【日常動作と拮抗筋の動き】

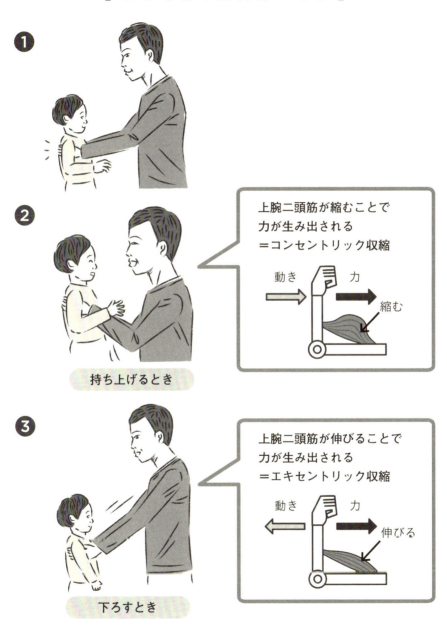

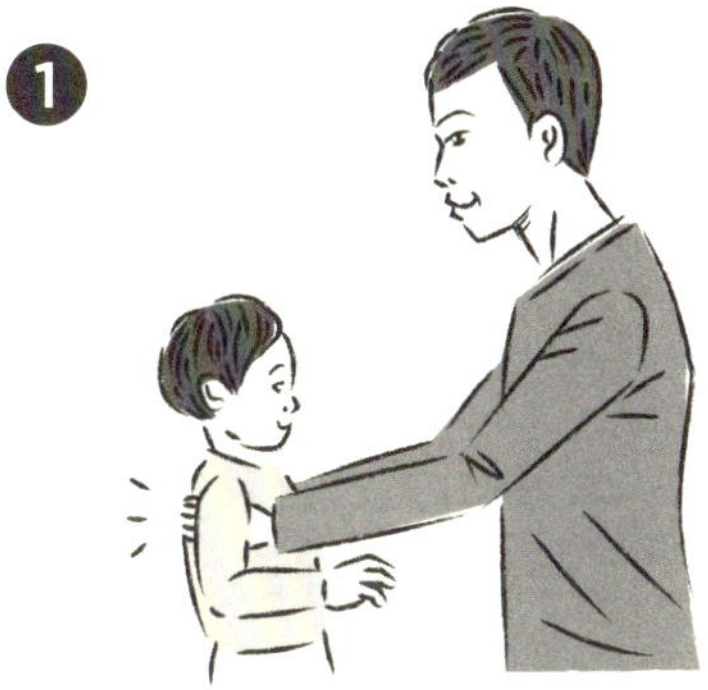

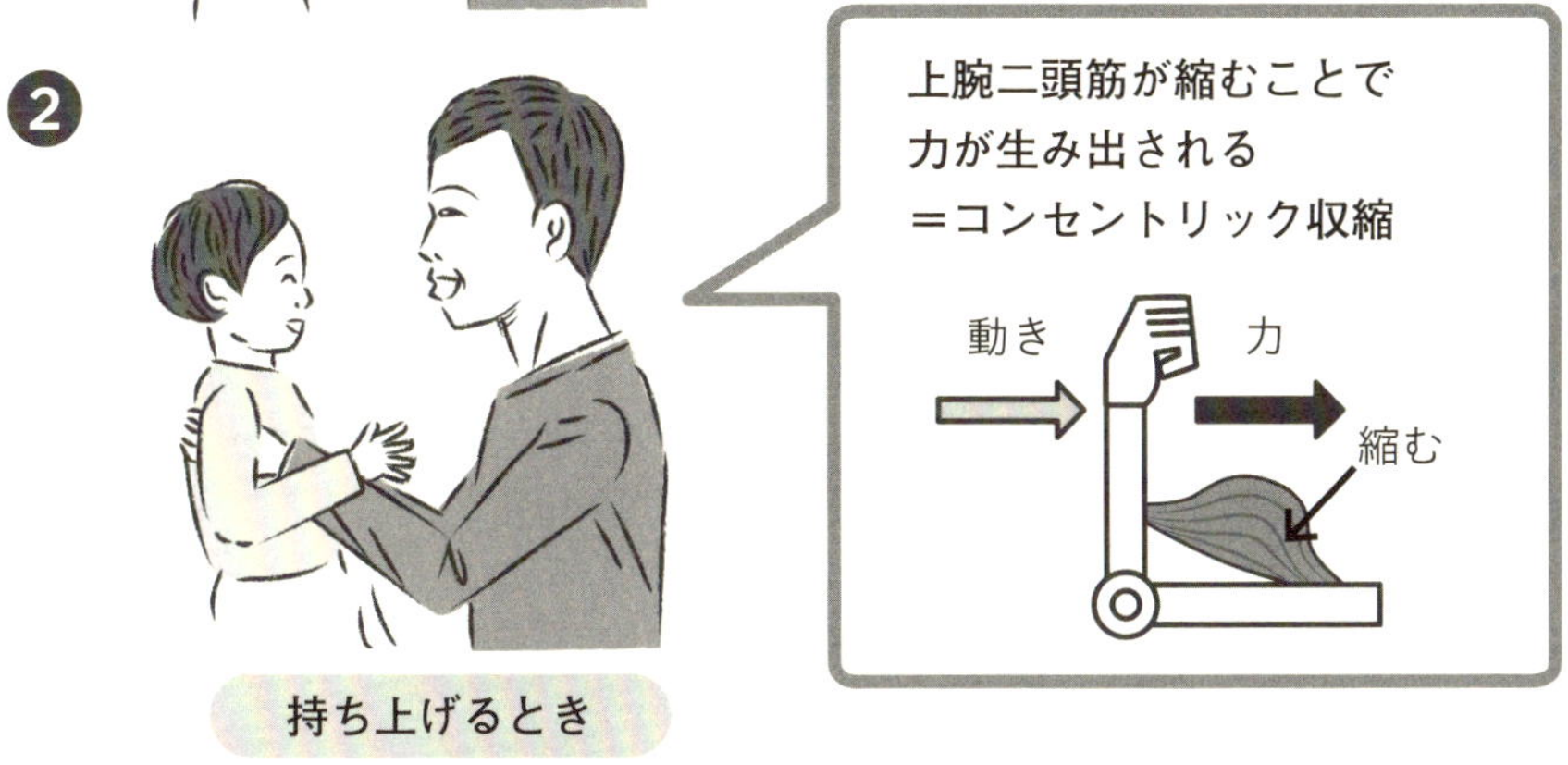

を上る、下りるなどが困難になり、筋力がどんどん低下していきます。

さて、階段を上る、下りるという行為。

上りは、重力に抗う動きです。一方、下りは重力に従いつつ、適度にブレーキをかける動きです。

正反対のこの動きを、あなたはバランスよく行えていますか？

なかには、こういう方もいらっしゃるのではないでしょうか。

「階段を上り切ると疲れてしまうから、下りはエスカレーターを使うことが多い」

「上るときに階段を使ったなら、下りはエスカレーターで充分だと思う」

「特に、上り、下りは意識していない。気が向いたときに階段を使っている」

「転ぶのがこわいので、階段は使わないようにしている」

おそらく、階段の上り下りなんて、意識していない方がほとんどだと思います。「なるべく階段を使ったほうが体にいい」くらいの認識ではないでしょうか。

それはある意味正しいです。しかし、さらに踏み込んで健康効果を追求するならば、考えを改めることをおすすめします。

なぜなら、**階段を上るときと下りるときでは、それぞれ使われる筋繊維が異なる**からです。使われる筋繊維が異なるということは、筋肉の育まれ方が変わってくるということ。どのように変わってくるのか、そしてそれによって体にどのような影響が及ぶのかをご説明しましょう。

「速筋《そっきん》」は「遅筋《ちきん》」の2倍のスピード、1.4倍の力を発揮する

実は筋繊維は、性質と見た目から2つに分類することができます。

「遅筋」と「速筋」です。

遅筋は、ゆっくり収縮する小さな筋肉です。長い間収縮できるので、長時間の持続的な運動に向いています。歩いたり走ったりする運動のほか、立つ、上るなど、上げる動作で主に使われます。酸素を使いながらエネルギーをつくるミトコンドリアが多いため、酸素

を利用する代謝能力が高いのも特徴です。また、ミオグロビン（筋肉の中に含まれていて、筋肉で酸素が必要になるときまで酸素を蓄えておくことができる赤色のタンパク質）の含有量が多いため、顕微鏡で詳細に筋肉を見る際に染色をすると、赤く染まります。

速筋は、収縮速度が非常に速く、遅筋の2倍のスピード、1・4倍の強い力を発揮することができる筋肉です。**瞬間的に大きな力を出すときに活躍します**が、その分、持久力は低いです。負荷が大きくかかったときや、座る、下りるなど、ブレーキをかける動作で使われます。ブドウ糖を分解する代謝に優れているミオグロビンの量が少ないため、白く見えるという特徴もあります。

通常の動きでは、遅筋が優先的に使われます。ちょっと歩いたくらいでバテてしまわないように、エネルギー効率のよい遅筋が使われるようにできているからです。それに対してブレーキをかけるような運動では、負荷が小さくても速筋が優先的に使われます。

誤解がないようにご説明しておくと、遅筋と速筋は、1つの筋肉がすべて遅筋だったり速筋だったりするわけではありません。筋繊維の、とある1本が遅筋だったり、速筋だったりするということ。つまり、大腿四頭筋＝速筋というふうにパーツ別に分かれているのではなく、各筋肉に遅筋も速筋も混在していて、それぞれ比率が異なるということです。

どのタイプの筋繊維が多いかは、人によって異なります。たとえばアスリートでも、長時間走り続けるマラソン選手は遅筋が多く、瞬発的な力が必要な短距離選手は速筋が多いといわれています。

速筋は加齢とともに減少していく

遅筋と速筋の特徴を踏まえると、**階段を上るときに使われるのは「遅筋」**で、**階段をトりるときに使われるのは「速筋」**だということがわかります。

「筋肉はバランスよく使うことが大切なはずなのに、どうして階段を下りることをすすめるの？」と、不思議に思われている方もいるでしょう。

たしかに、筋肉はバランスよく使うことが大切です。

階段を「上る」ことも、体にとっては非常に大切なことです。遅筋を鍛えることによって、立つ、歩く、上るといった日常の動作を楽に行えるようになります。長時間使っても疲れにくいのもよいところです。

一方、階段を「下りる」という動き。これは、速筋を鍛えることができます。動きが俊敏になるので、体がよろめいたとき、頭で考えるよりも先に脚が出て、ぐっと踏みとどまることができます。それによって転倒を防ぎ、骨折→療養生活→寝たきりという負の道のりを閉ざすことも可能です。

「やっぱり、階段を上ることも下りることも両方大切だ」と思われたかもしれません。

しかし、ここには思わぬ落とし穴があるのです。

それは、**速筋は加齢とともに減少していく**ということです。

筋繊維の数は生涯を通してほとんど変化しませんが、多少は目減りしていくとお伝えしたと思います。実は、その目減り分の大部分を占めるのが、速筋なのです。それに対して、遅筋はほとんど減少しませんし、歩くという基本動作でも鍛えることができます。

高齢になって、動きがゆっくりになったと感じている方も多いと思いますが、それは速筋の減少が関係していると考えられます。速筋は素早い動きを助けるものなので、不足することで俊敏性が損なわれてしまうからです。

階段を「下りる」大切さについて、要点をまとめます。

- 遅筋も速筋も、転ばない体をつくるためには両方大切である。
- 遅筋は階段を上る、立つなどの動きのほか、歩くことでも育むことができる。したがって、遅筋は日常生活で否応なしに鍛えられている。
- 速筋を鍛えるためには、負荷が大きいトレーニングや、速筋が優先的に使われる動きをする必要がある。
- しかし、高齢者が負荷の大きいトレーニングを行うのは困難である。
- しかも、速筋は加齢とともに減少していくため、速筋を意識して鍛えないと、どんどん失われていく。
- その結果、転びやすくなり、寝たきりになるリスクが高まる。
- けれども、階段を「下りる」動きなら、速筋を優先的に使えるうえ、日常生活に取り入れやすい。

私が、階段を「下りる」ことをすすめる理由をおわかりいただけたでしょうか。私が本書でお伝えしたいメッセージは、ごくシンプルです。

「階段を上るか、下りるか、**どちらか一方を選ぶなら、下りるほうを選んでください**」

階段の上り下りなんて、特に意識していない世の中の大多数の方々に対して、「もし、健康のために上りは階段を使っているのに、下りは油断してエスカレーターを使っているなら、少しもったいないですよ」「上りと下り、両方とも階段を使う元気がない場合は、下りるときに使ってください」ということをお伝えしたいのです。

こんな、ちょっとしたことで健康に差が出るなら、意識したほうが得だと思いませんか。

筋肉痛になりやすいのは、「上り」「下り」どちらなのか？

私は、あくまでも日常生活の中に運動を取り入れることが大切だと思っているので、階段に特化してお話ししていますが、もちろん、山を下りたり、座る動作を繰り返すスクワットのような動きにおいても同様のことが言えます。**速筋は基本的に、体にブレーキをかけるような動作によって育まれる**からです。

さて、体にブレーキをかける動作を行うとき、体にどのような変化が起きているのでしょうか。簡単な問題を通して考えてみましょう。

【問題】

階段を上るときと下りるとき、あるいは山を上り下りするとき、上りと下り、どちらが筋肉痛になりやすいでしょうか。

【正解】下り

一般的に、上りよりも下りのほうが筋肉痛になりやすいといわれています。

「え？　上るときのほうが疲れるのに」と思った方がいるかもしれません。

たしかに、上るときは腿を持ち上げるのも大変です。上るという動作は、重力に逆らって体重を持ち上げることなので疲れやすいのでしょう。

しかし、医学的にみると、「疲れる」と「筋肉痛になる」はイコールではありません。いくら疲れる動きをしても、それが筋肉痛を起こす直接的な要因にはならないのです。

【 遅筋と速筋の特徴 】

	遅筋	速筋
筋繊維の大きさ	小さい	大きい
収縮スピード	遅い	速い
特徴	・持久力に優れている ・脂肪をエネルギーとして使える	・瞬発力に優れている（遅筋の２倍） ・大きな力を発揮する（遅筋の1.4倍）
鍛え方	上る、立つ、上げる動き 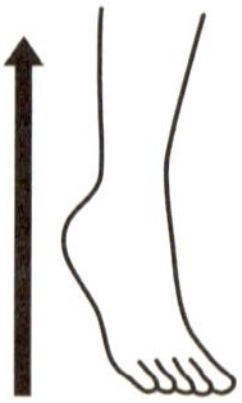	下りる、座る、下ろす動き 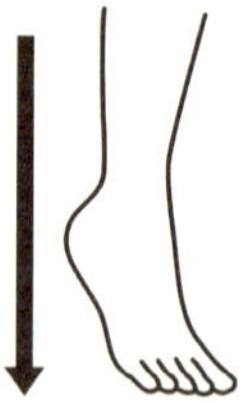
その他		加齢とともに減少していく

それではなぜ、下りのほうが筋肉痛になりやすいのでしょうか。

実は、階段を上るときと、下りるときとでは、使われている筋繊維の数が異なります。

仮に、ふくらはぎの筋肉に１００本の筋繊維があるとすると、上るときは80本を使っているけれども、下りるときは40本しか使ってないということがあります。

「上るときの半分で大丈夫なんて、下りるときはずいぶんラクなんだな」と思うのは早計です。実際に仕事を担当している40本の筋繊維は、ブレーキをかけながら必死に頑張っています。筋繊維１本のレベルを比較した場合、**下りるときの最大筋力は、上**

るときの約1・5〜1・8倍の力を発揮することが可能です。そのため、働いていない筋繊維があっても、選ばれた筋繊維たちの頑張りによって、仕事を成し遂げることができるのです。

人間社会に置き換えてみると、100人の組織において、真面目に働いているのは40人、残りの60人は何もしていないような状態です。組織全体の仕事量としては大したことがなくても、40人しか働かない場合、その人たちにかかる負荷は非常に大きくなります。息つくひまもなく働き、ヘトヘトになってしまうでしょう。上りよりも下りのほうが筋肉痛になりやすいのは、これと同じです。

階段を下りるという動き自体は、筋肉全体からみると決して大きくはありません。だから、疲れるという感覚はそれほどありません。

しかし、働いている一部の筋繊維にとっては、メンバーを削減された状態で労働を強いられているため、過重労働になっています。だから、ダメージが大きく筋肉痛になるのです。

現在のところ、どのような基準で筋繊維が動員されているのかは、はっきりわかっていません。けれども、**「階段を下りるときは、あまり疲れないから大した健康効果はない」**

と思うのは誤りです。選出された筋繊維1本1本が必死に働き、着実に成長しているということを、どうか覚えておいてください。

運動を続けることでストレスを感じるなら、それは健康のためにならない

きっと、この本を読んでいる方は健康意識が高いので、日ごろからさまざまな運動を試し、健康寿命を延ばそうと努力されていると思います。

でも、あなたはこの本を手に取りました。

何かしらの理由で、運動を継続できないから、本書に手を伸ばしたのではないですか？

ウォーキングをしようと思っても、雨の日はできない。

流行りの健康体操は、動きが難しくて覚えにくい。

お金がかかるものは、なるべく避けたい。

何かしらのストレスを感じているから、継続できないのではないでしょうか。

断言します。

運動を続けることでストレスを感じるようであれば、それは健康のための運動ではありません。ストレスは、あらゆる病気を誘発します。健康でいたいから運動をしているのに、それがストレスとなり、病気になってしまっては本末転倒です。

その点、階段を「下りる」という動き。これは、生活に密着した動作です。階段を見かけたら下りる。ただ、それだけのことです。だから継続できるし、着実に健康効果が体内を満たしていきます。

それではいよいよ、階段の「下り方」をご説明していきましょう。

【 階段を下りる効果 】

階段を**下りる**ことで、
速筋が鍛えられ、
踏んばる力がつく。
だから、
転びにくくなる。

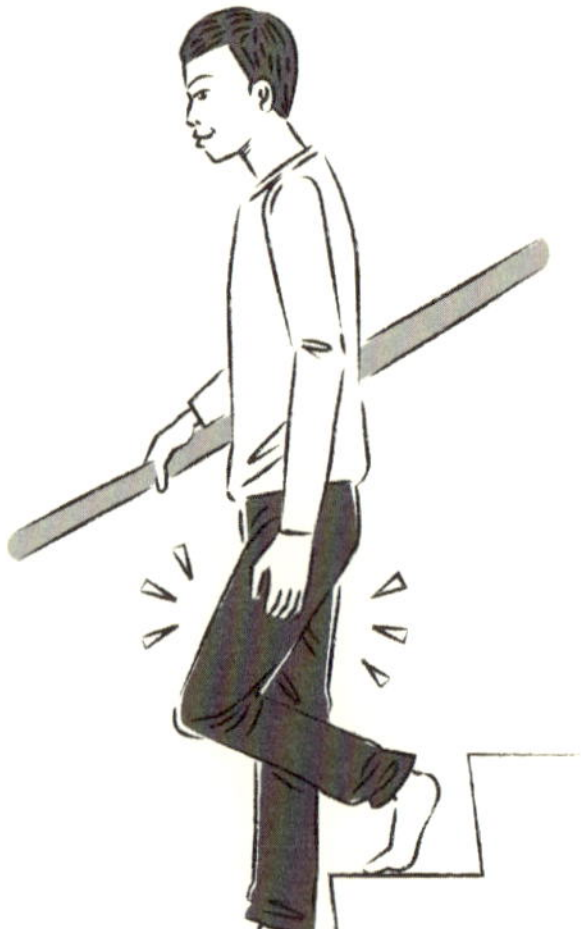

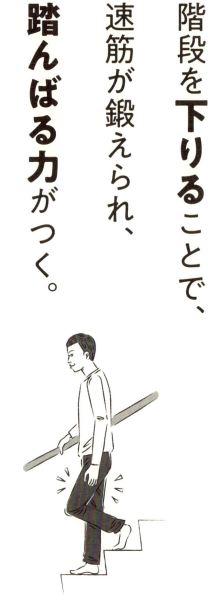

第 2 章

実践！
階段の「下り方」

階段の下り方のポイント①
拇指球で階段の面を踏みしめる

いよいよこの章では、安全性と健康効果を高める階段の「下り方」をご紹介していきます。ただし、階段を下りることは、あくまでも生活の一部です。特殊なトレーニングだと思わず、日常生活に取り入れてください。

階段を下りるときは、拇指球（親指の付け根のふくらんだ部分）から着地することが大切です。拇指球は体重を支えられるようにできているので、ここを階段の面に乗せることで体が安定し、安全性が高まります。

また、**拇指球から着地すると、重心がかかとに移動するときにアキレス腱がクッションの役割を果たします**。それによって、着地のインパクトが吸収され、**膝を痛めるリスクが軽減します**。

ただし、これをするためには、拇指球がきちんとふくらんでいる必要があります。あな

【 階段を下りるときの拇指球の位置 】

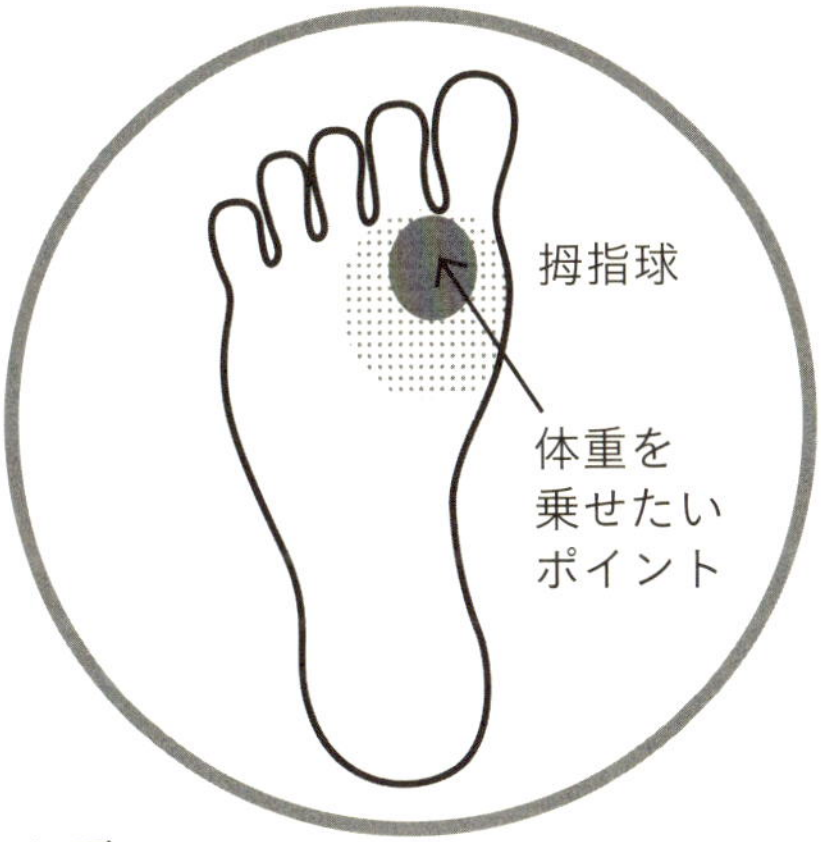

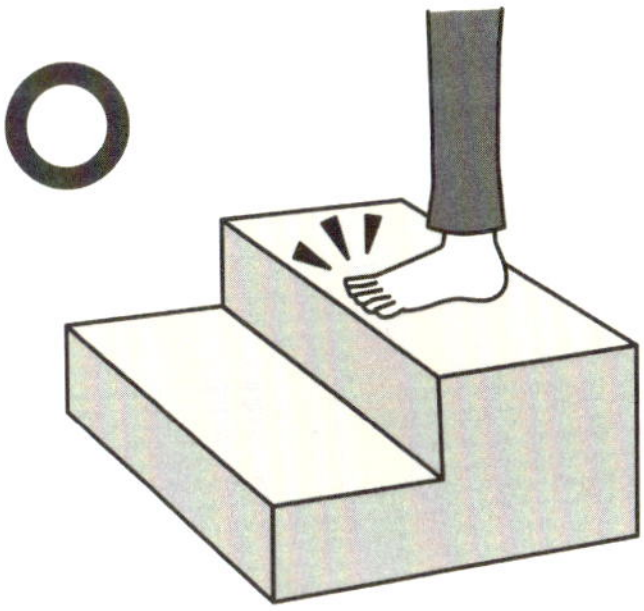

拇指球が階段の面に乗っている
（足裏全体がのっている）

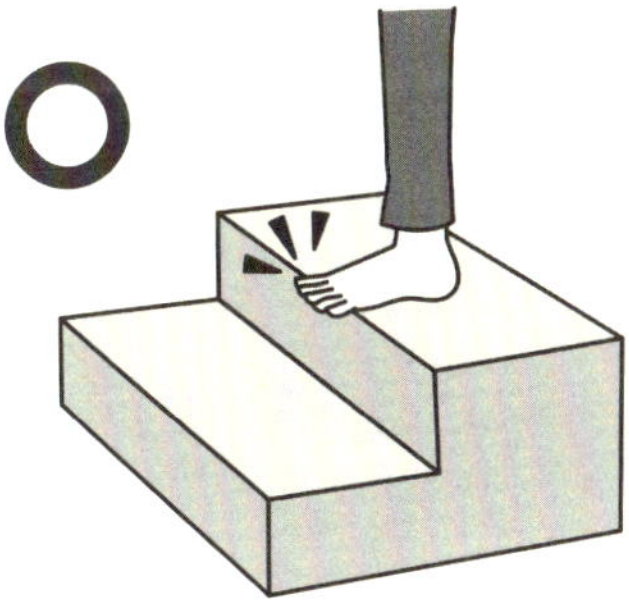

拇指球が階段の面に乗っている
（足の指以外がのっている）

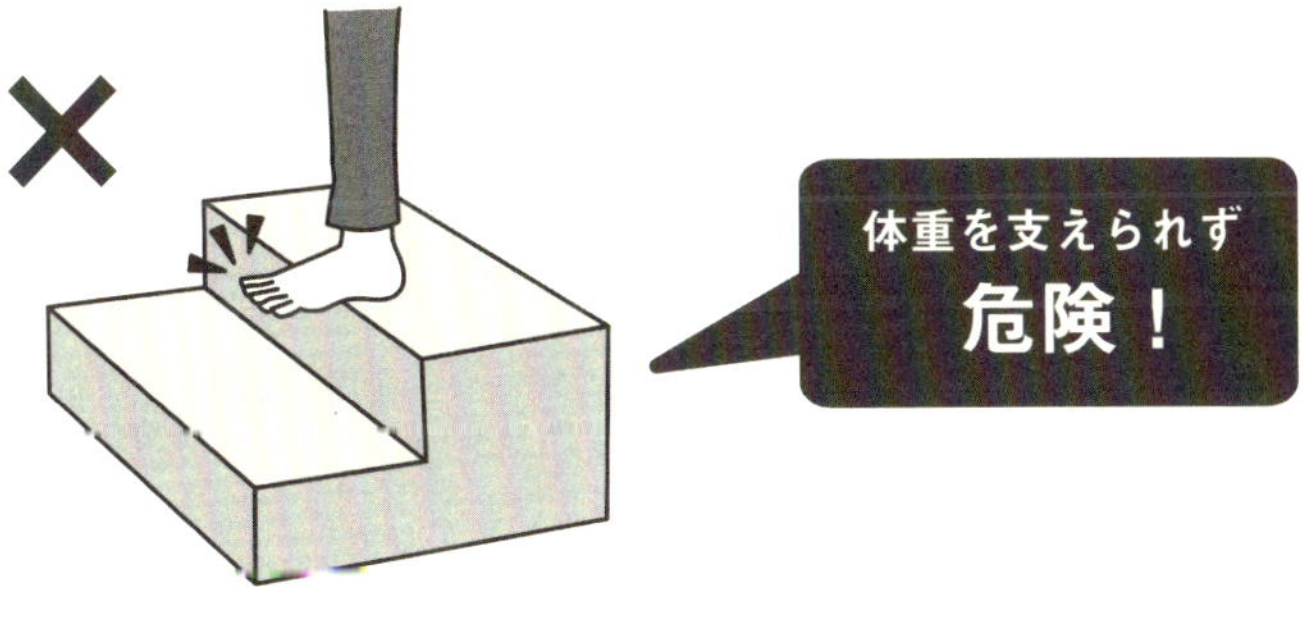

拇指球が階段の面に乗っていない
（足が前に出すぎている）

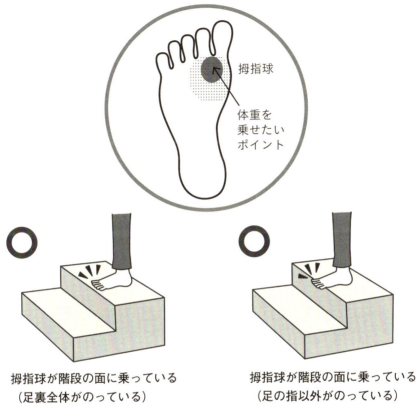

【足底アーチの状態】

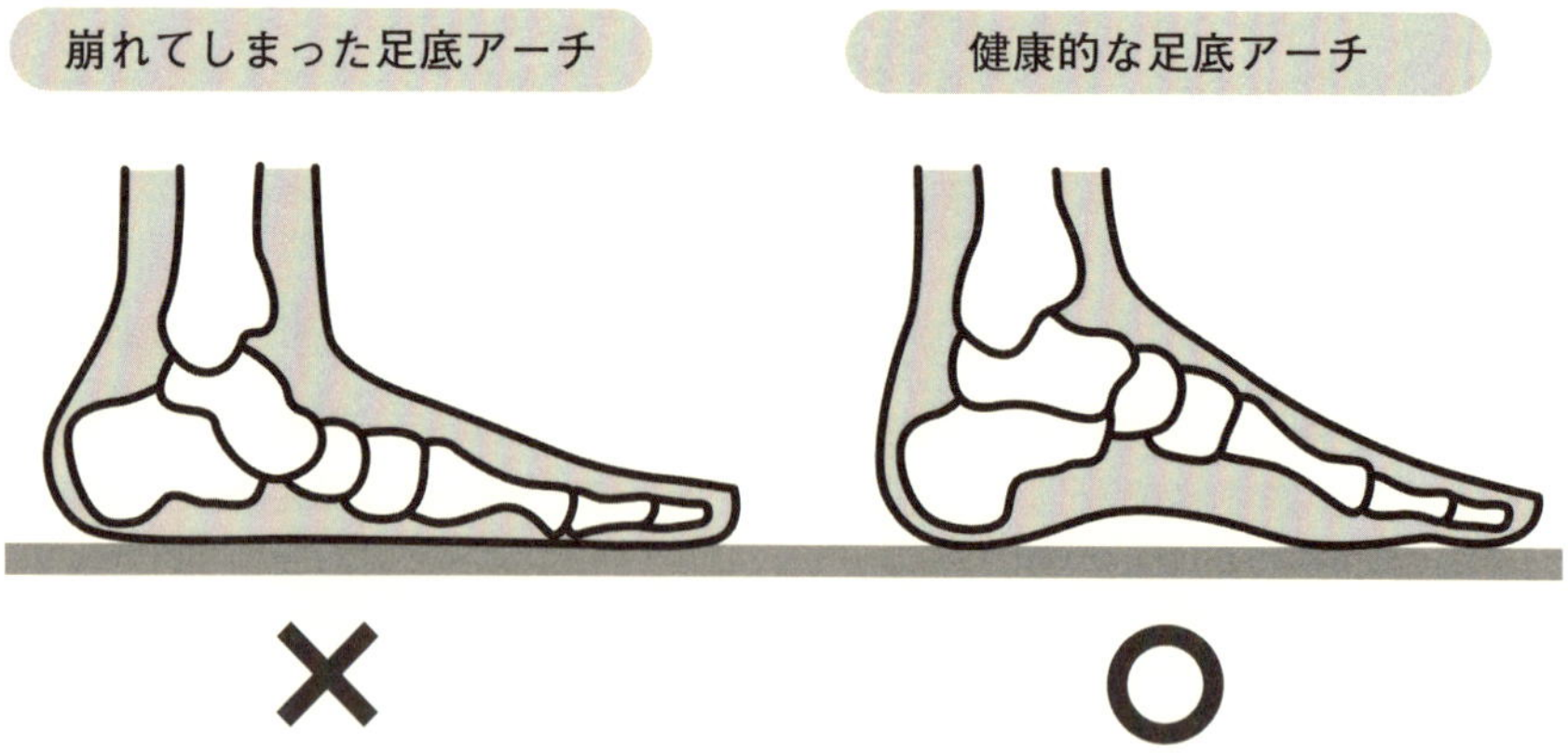

アキレス腱のクッション機能が働かない。

着地のインパクトが吸収されるので膝を痛めにくい。

たの足の裏は、どうなっていますか？　アーチを描き、拇指球がふくらんでいますか？　**土踏まずの隙間にボールペンの先端が入るかチェックしてみましょう。** 座っているときは入っても、体重がかかる立った状態のときにペン先が入らない場合は、きちんとアーチを描けていません。その場合、拇指球で階段の面を踏みしめるのが難しいだけではなく、立ち方が不安定になって姿勢が崩れ、全身の健康状態にも悪影響を及ぼすことがあるため注意が必要です。

　足の裏のアーチは、足裏でクロスしている筋肉が足裏を引っ張り上げることで維持されています。ひと昔前の日本人は、草履や下駄を履くことで**足の指を使っていたた**

め、アーチを上げるために必要な筋肉を自然と鍛えることができていました。

ところが近年、靴を履くようになり、足指を使わなくても歩けるようになったことで、アーチが下がり気味の人が増えています。さらに、シューズのサポート機能が増えたことで、その傾向は高まっています。

シューズのサポート機能の中には、靴底にクッション材を入れることで、着地したときに衝撃を和らげるというものがあります。これは良いことのように思えますが、人間は、足の下にふわふわしたもの（クッション材）を感じると、本能的に硬い安定した土台を求めて強く踏んばります。すると、膝や脚に余計な負荷がかかり、けがをしやすくなります。

スイスのベルン大学に所属する予防医学の専門家のベルナルト・マルティ博士の研究チームによると、「最高級シューズを履くランナーは、安価なシューズのランナーに比べてけがをする確率が１２３％も大きい」と発表しているほどです。

ここ数年、ウォーキングやランニングなどのブームによって、機能性の高いシューズを愛用している方も多いでしょう。しかし、本来、人間が持っている足の機能を正しく使うためには靴は必要ありません。裸足がベストです。

とはいえ、今日の日本で、日常的に裸足でいることは困難です。

そこで、足の裏を鍛える簡単な方法（57ページ）をご紹介しましょう。**しっかり鍛えることで、アーチが上がって拇指球のふくらみが整う**とともに、もしも転びそうになったとき、ぐっと踏みとどまる力も高まります。

階段の下り方のポイント②
下りやすい階段を使う

階段の踏み面（足をのせられるスペースの奥行き）が狭いと、拇指球を階段にうまくのせることができません。山道や神社など昔ながらの階段は、踏み面が狭かったり表面に凹凸があったりして、下りにくいことがあるので注意しましょう。一般的に、上り下りしやすい階段は、「1段ごとの高さ×2＋踏み面＝60～65㎝」といわれています。不特定多数の人が利用する駅の階段は、２００７年に国土交通省がまとめたバリアフリー整備ガイドラインによって、1段の高さが16㎝以下、踏み面は30㎝以上と決められています。住宅やオフィスなどは、それぞれ建築物によって階段の設置基準が異なるので、自分にとって下りやすい階段を利用するようにしましょう。

【 足裏を鍛えるエクササイズ 】

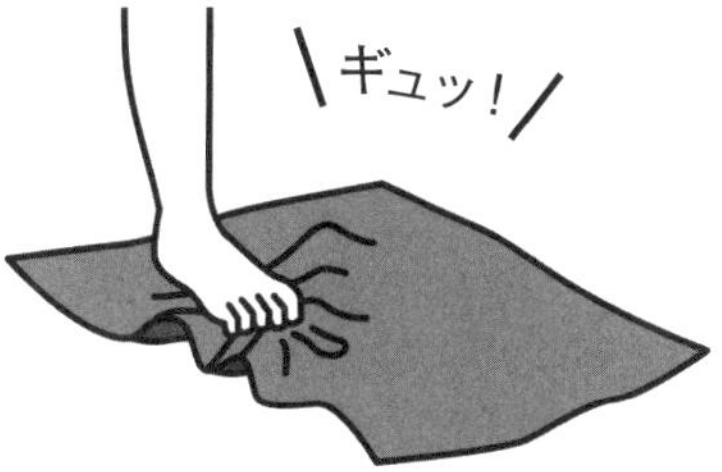

❶ 床にタオルを置き、足裏がぴったりつく高さのイスに座ります。そして、かかとを床につけた状態で足指5本を使ってタオルをぎゅっとつかみます。そのまま5秒間キープ。

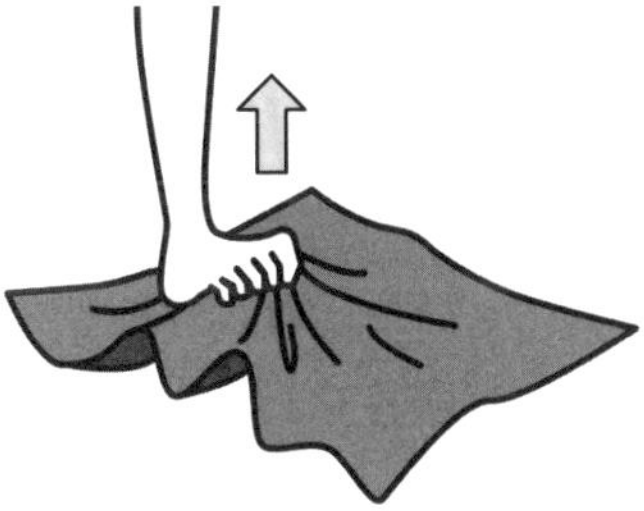

❷ かかとをつけたままタオルを持ち上げて、5秒間キープします。

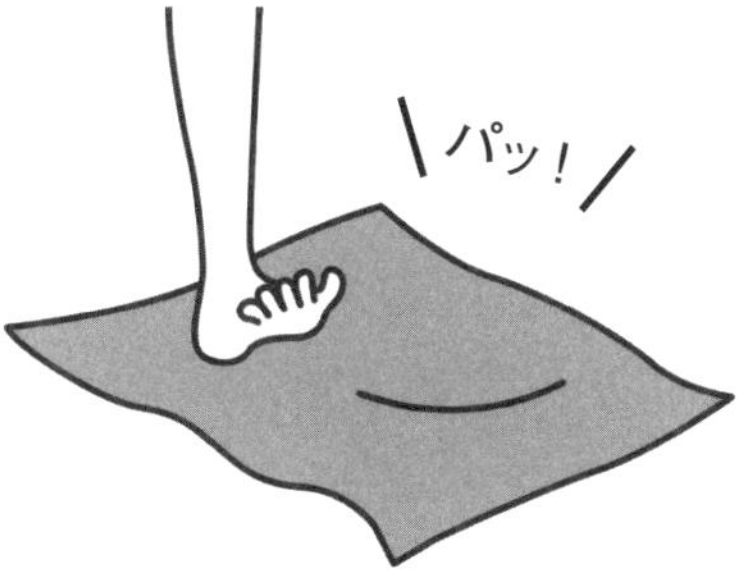

❸ 足指を開いてタオルをパッと放します。開いたまま5秒間キープ。❶〜❸を10回×３セットが目安です。もう片方の足も、同様に行いましょう。

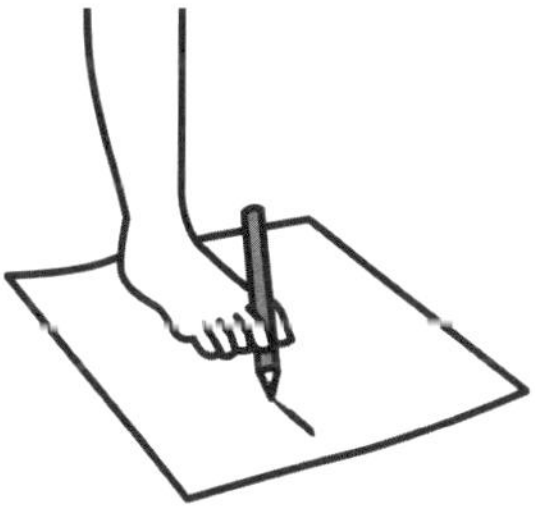

❹ さらに鍛えるなら、足指でボールペンをはさみ、自分の名前を書いてみましょう。

階段の下り方のポイント③
ゆっくり下りる

ゆっくり下りることのメリットは、主に3つあります。

まず、細胞が若返るということ。

運動をすると、筋肉は酸素を必要とします。激しい運動であるほど多くの酸素を必要とし、呼吸が荒くなります。一方、ゆっくり動いた場合は少ない酸素で事足ります。二酸化炭素の生成量も少なくなるため、ガス交換をスムーズに行うことができます。すると、**血流がよくなり、細胞の中でエネルギーをつくり出している部分の若返りが期待できます。**

2つ目のメリットは、筋肉をより刺激できるということ。

たとえば、イスに腰掛けるという動き。ふだんは、サッと腰を下ろすところを、ゆっくり10秒かけて腰掛けたらどうなるでしょう。太股の前面や、ふくらはぎ、お尻、おなかなど、いつもは何も感じない筋肉がプルプルと震えてくるはずです。これは、**重心が微妙に動くことによって、普段なら使わない筋肉を使っているから**です。とはいえ、階段1段を

10秒かけて下りていると、人に押しのけられて転倒する恐れもあります。時と場合、そしてご自身の体調に応じて、ゆっくりの度合いは調節してください。イメージとしては、ラクに深呼吸を行える程度が目安です。

3つ目は、安全性が高まるということ。駆け下りるようにすると足がもつれて転倒するリスクが高まりますが、ゆっくり下りれば、**アクシデントに対応する余地が生まれます。**

階段の下り方のポイント④
自分にとっての適性を意識する

階段を下りることは特殊なトレーニングではなく、生活の一部として取り入れていただきたいと思っています。そのため、1日何段下りるというようなノルマは設けません。

私自身は、基本的にはエスカレーターやエレベーターではなく、階段を使っています。「何階までなら階段を使いますか」と聞かれることもありますが、それは時と場合によります。自分の体を自分の生活にフィットさせていく、適性化していくということが重要です。駅での乗り換えにしても、どのルートが自分の体や体力に一番合っているのか。それを見極めて適正なルートを選択することが大切です。

私が利用している駅にも、いろいろな乗り換えルートがあります。Aのルートなら、エスカレーターが近くにある。Bのルートは、階段までの道のりが長い。Cのルートは起伏が激しく、階段を上ったと思ったら下りる行程が続く……など。これらのルートの中から、そのときの自分の体調や時間的制限に合ったものをチョイスしています。

階段を使うことは、私にとっては「手段」であり、「目的」ではありません。目的は、職場へ行く、学会へ行くなどです。それに伴う手段が、階段を使う、電車を使う、車に乗るなどです。その時々の、自分の体調や状況によって手段は変わります。階段を「下りる」ということは、生活そのものです。したがって、何が何でも階段を使う、というのは私がお伝えしたいこととは異なります。

とはいえ、目安がわからないがために、無理をする人が出ても困りますので、階段にまつわる論文を2つご紹介します。

ひとつは、疫学が専門であるスタンフォード大学のラルフ・パッフェンバーガー博士が、階段をよく上る人の健康状態について調べたものです。

調査対象は約1万7000人（35〜75歳）。12〜16年にわたり健康状態を追跡調査したところ、1週間に合計55段以上の階段を上っている人は、20段以下の人に比べて**死亡リスクが33％も低かったそうです。** 1日に換算すると8段ということになります。

2つ目は、カナダのマクマスター大学のマーチン・ギバラ教授が率いる研究チームによるものです。彼らは、60秒間の階段の上り下りを1日3回、週に3回、6週間続けた人の健康効果を比較検討しました。その結果、次のことがわかったそうです。

「階段を上り下りするだけで、インターバルトレーニングと同等の健康効果を期待できる」

インターバルトレーニングというのは、休憩をはさみながら、高負荷と低負荷の運動を続けるトレーニングのことです。「短い距離を全速力で走る↓ゆっくり走る」を組み合わせたメニューが代表的です。これによって、**心肺機能や筋力が高まり、肥満解消、高血糖や高血圧の改善などにつながる**ことが知られています。

調査は、座位中心の生活を送る女性31人を対象に行われました。

対象者を、①自転車型運動器具を使った本格的なインターバルトレーニング群　②60秒間の階段の上り下りを1日3回、週に3回、6週間続けた群の2つのグループに分け、それぞれの心肺機能や体重、血糖、血圧などの健康指標を比較、検討。その結果、なんと②の**階段上り下り群でも充分な健康効果が確認できたのです。**

あいにく、どちらの調査も階段を「下りる」ことに特化したものではありませんが、階段を使うことの健康効果を立証した貴重な報告だと言えるでしょう。

階段の下り方のポイント⑤
次のような条件下では無理をしない

階段を下りる動きは、道を歩くことに比べて転倒しやすいと言えます。また、万が一転倒した場合は、当然けがの度合いも大きくなります。本書の目的は、「転ばない体をつくる」です。にもかかわらず、無理して階段を使い、転んでしまっては元も子もありません。大切なのは、階段を「下りる」ことの大切さを認識し、それを行える条件下にあるとき、実行することです。階段は、どこにでもありますし、いつでも下りられます。決して無理をせず、長い付き合いだと思って生活に組み込んでください。

【こんなときは無理をしない！】

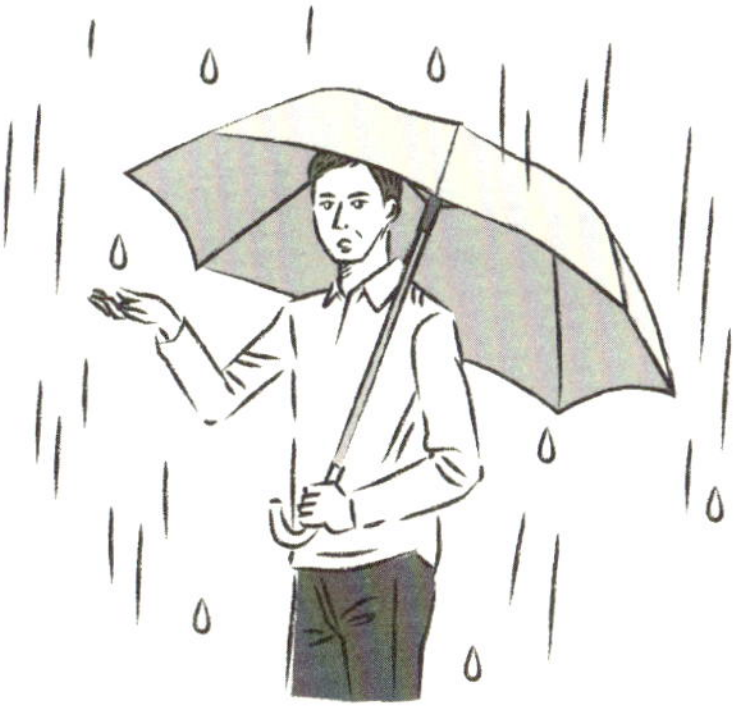

✕ 雨が降っている

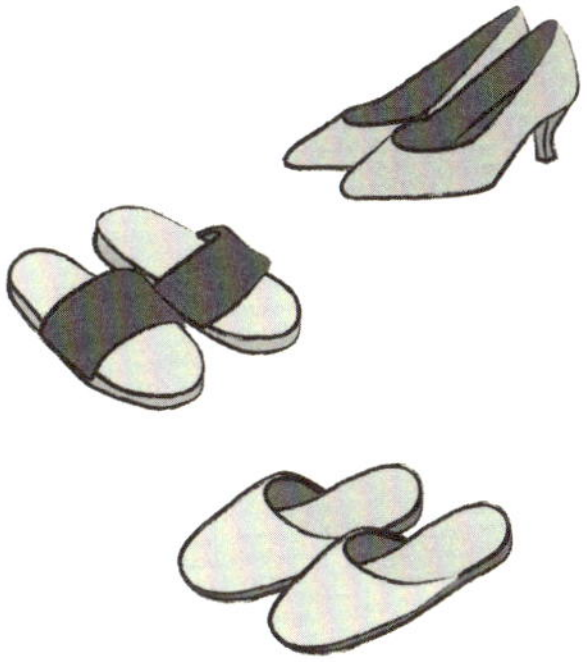

✕ 滑りやすい履物を履いている

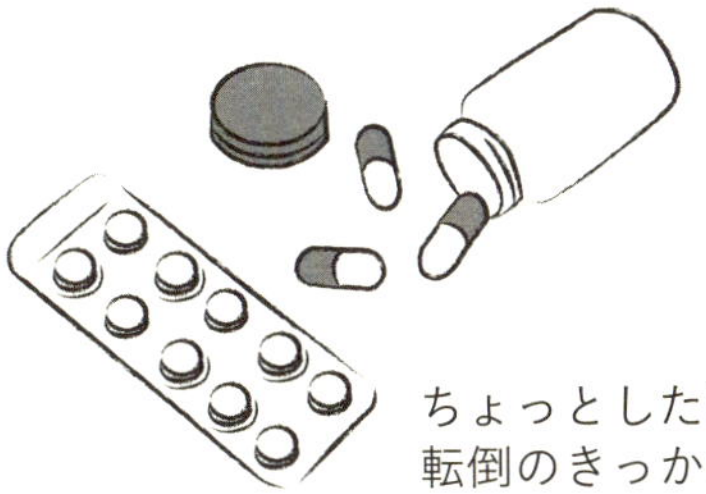

ちょっとした副作用が
転倒のきっかけになる
ことも。

✕ 薬を飲み始めたとき

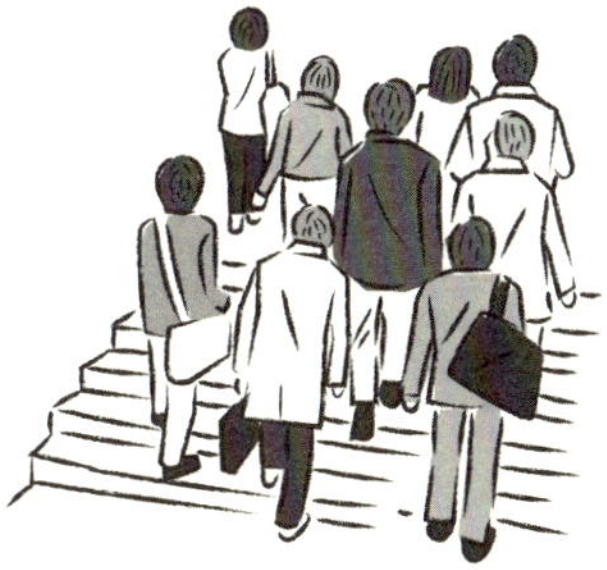

✕ 人混み

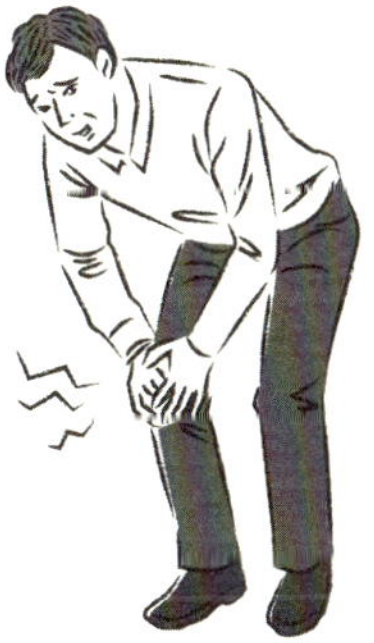

✕ 膝を痛めている

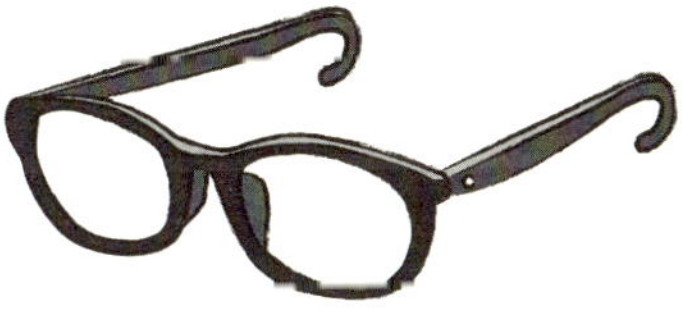

距離感が
つかみにくい。

✕ メガネをかけ始めたとき

【実践！　階段の下り方】

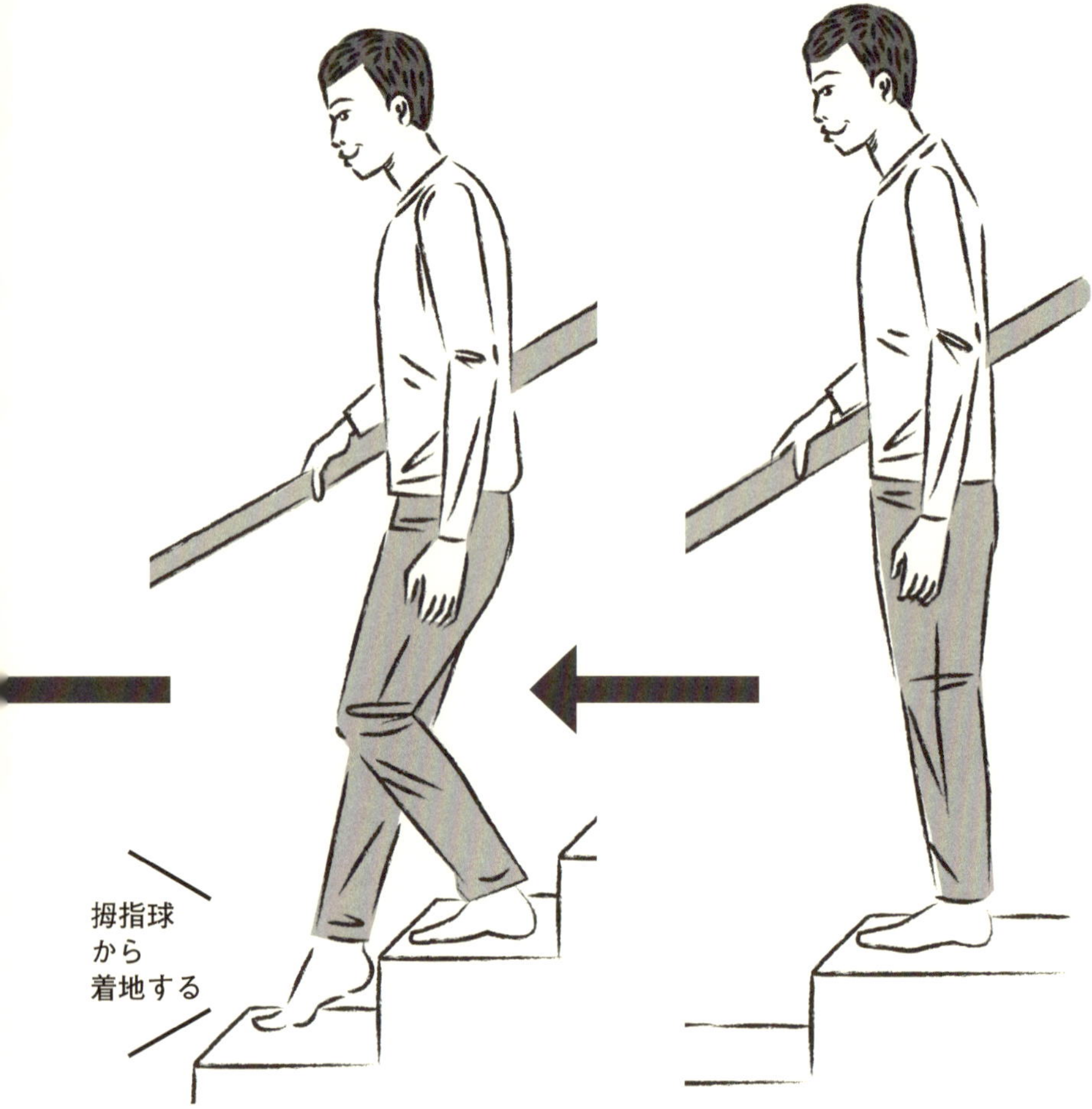

❶ 階段の上に立ち、手すりをつかむ。

❷ 拇指球を階段の面にのせてゆっくり足を下ろす。手すりをつかんでいる側と同じ足から下りると体がよろけにくくなり、安全性が高まる。

これはNG！
下りるときは膝がまっすぐ前を向くようにしましょう。

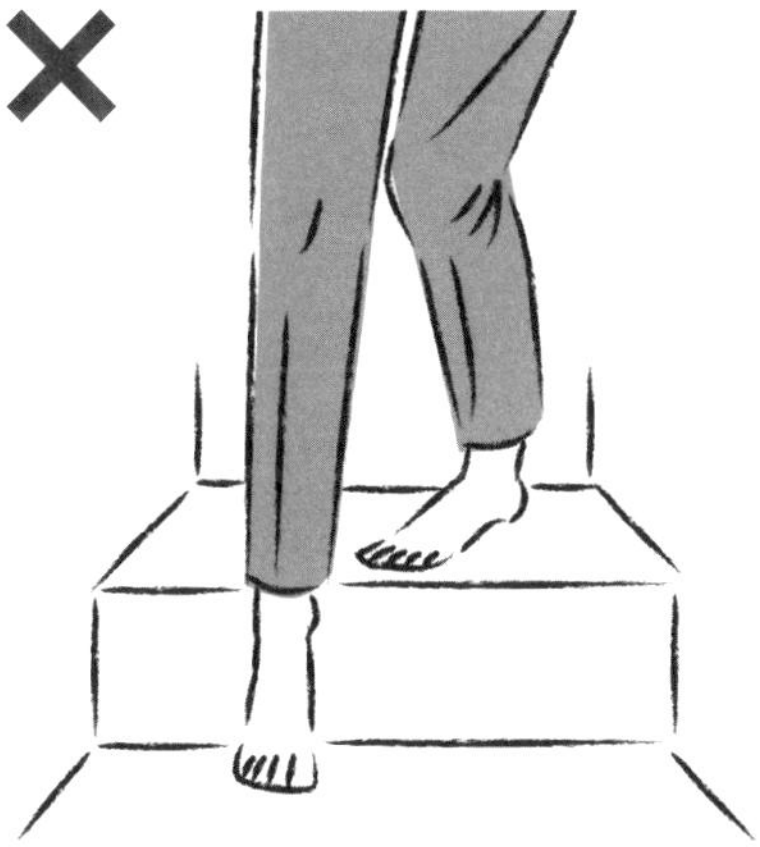

膝が内側を向く

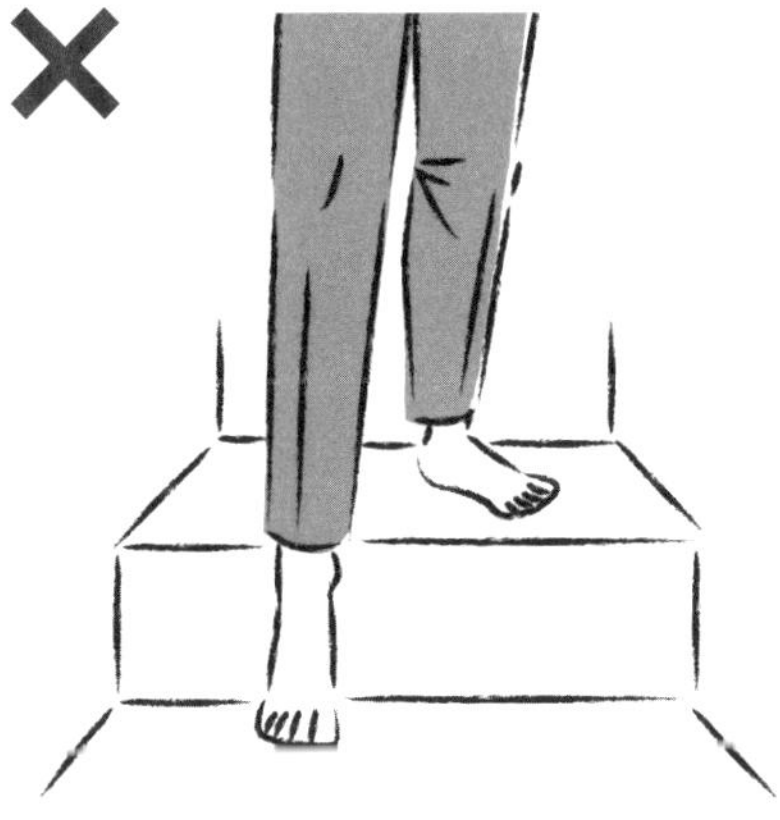

膝が外側を向く

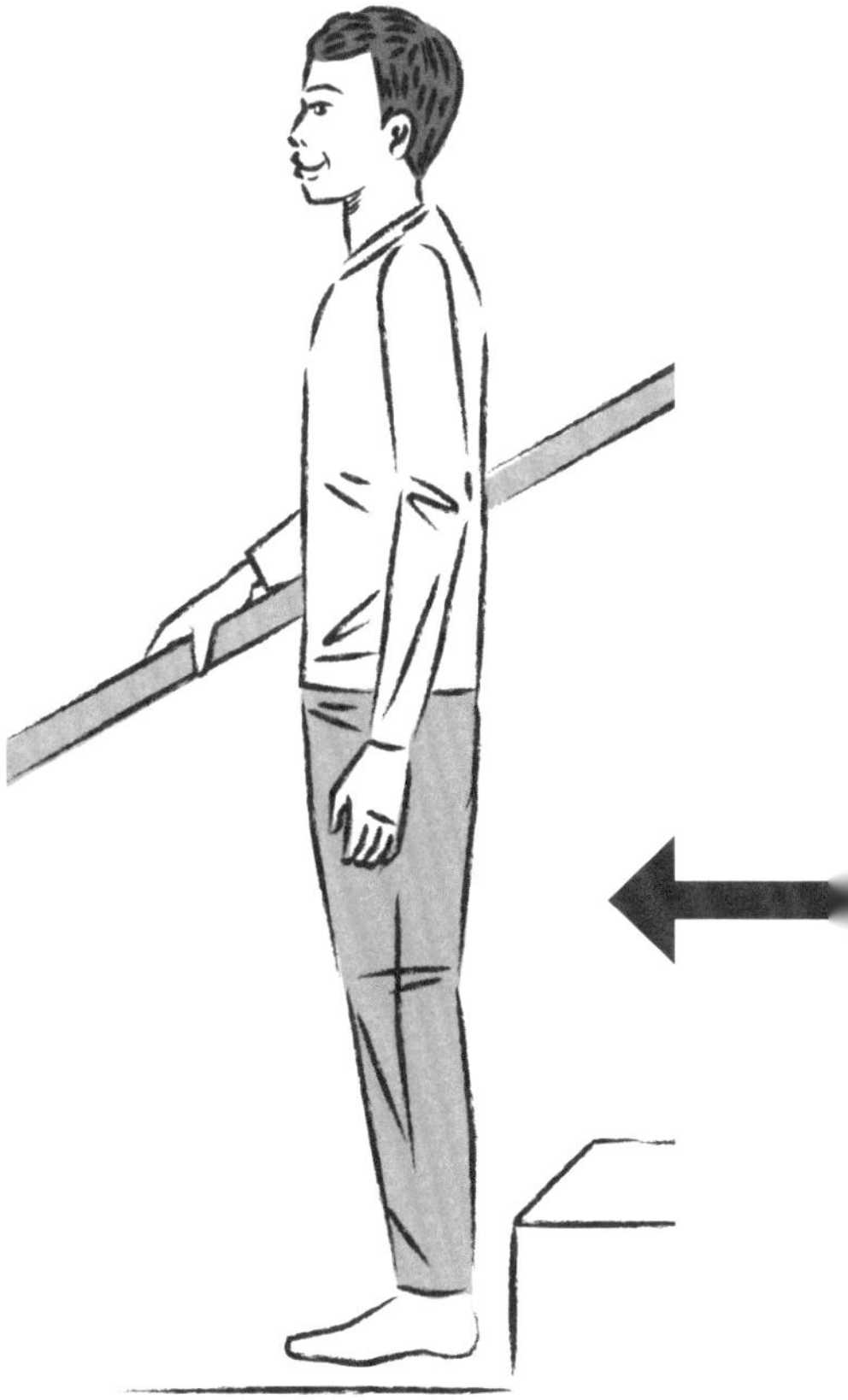

❸ 一番下まできたら、両足をそろえて着地する。

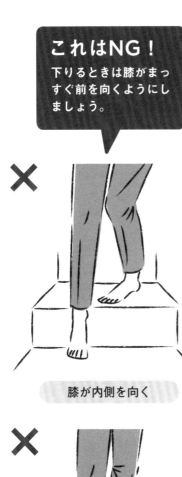

第3章

足腰だけではない！
実はスゴイ、
階段を下りる効果

成長ホルモンが分泌されて若々しくなる

階段を「下りる」ことで速筋が鍛えられ、それによって転びにくい体を育めるということをお伝えしてきました。

しかし、実は階段を「下りる」効果は、筋力が強化されるだけではありません。その驚くべき効果をご紹介しましょう。

まず挙げられるのは、「成長ホルモン」が分泌されることによって、若返り効果が期待できるということです。

成長ホルモンはその名の通り、体を成長させるホルモンです。**分泌のピークは20歳のころで、40歳のころにはピークの半分に、60歳のころにはピークの4分の1になります。**加齢とともに分泌量は減少していくとはいえ、大人になってからも非常に重要な働きをしています。

成長ホルモンの主な働きは以下。

①内臓や器官をつくる。また、それらを修復・回復させる。
②新しい皮膚をつくる。
③筋肉をつくる。また、それらを修復・回復させる。
④骨をつくる。また、それらを修復・回復させる。
⑤免疫力を高める。
⑥脳や視力の働きをよくする。
⑦コレステロールを下げる。

成長ホルモンは、傷ついた細胞を補修したり、新陳代謝をサポートしたり、体をメンテナンスする働きがあります。そのため、不足すると「なんとなく体の調子が悪い」という正体不明の不調を招くことがあります。

体の内側の不調はもちろん、「新しい皮膚をつくる」という働きにおいては、見た目の若々しさにも直結します。肌は、古くなった皮膚が垢として剝がれ落ち、待機していた新しい皮膚が表面に出てくることで生まれ変わりを繰り返しています。しかし、成長ホルモンが不足してこの営みが滞ってしまうと、古くなった皮膚細胞が肌表面に蓄積してしまうため、**「ボロボロの肌」をいつまでもまとうことになる**のです。

また、成長ホルモンが不足すると、脂肪が燃焼しにくくなり、メタボ体型になったり、悪玉コレステロールが増加して、狭心症などの血管病変を起こしやすくなったりすることもあります。

これほど大きな役割を果たしている成長ホルモン。この**成長ホルモンの分泌を促す行動が、階段を「下りる」こと**なのです。

それはなぜか。

階段を下りることで筋肉に負荷がかかると、筋肉痛が起きることがあると思います。このとき、体の中で何が起こっているのかというと、筋肉に負荷がかかったことで、筋繊維は小さな損傷を受けます。すると、体は「このダメージを修復しよう」と思います。その結果、成長ホルモンが分泌され、筋肉や骨、肌などの成長を促したり、免疫力を高めたりしてくれるのです。

また、筋肉痛が収まった後には「超回復」といって、筋肉が以前よりも強い力を発揮できるようになります。筋繊維は、損傷と再生を何度も繰り返し、時に筋肉痛を起こしながら、より強くなっていくのです。

さらに、この回復過程において分泌されるのは、成長ホルモンだけではありません。実は、「ＶＥＧＦ（血管内皮細胞増殖因子）」というものも分泌されます。

ＶＥＧＦは、損なった毛細血管や衰えた血管などを再生し新生させる効果がある成長因子です。欧米では若返りの補てん治療にも使用されているほど、高い老化防止効果が認められています。

このように、**筋肉痛の回復過程で「成長ホルモン」「ＶＥＧＦ」というＷのアンチエイジングホルモンが分泌される**ことによって、若返りを期待できるのです。

ＤＨＥＡが体の酸化を防ぐ

階段を「下りる」ことで筋力が高まると、ＤＨＥＡというホルモンも増加します。

ＤＨＥＡはストレスによる「体の酸化＝老化」を防ぐ働きがあるため、「若返りホルモン」とも呼ばれています。

人間はストレスを受けると、体や心を守るために血糖値（＝エネルギー）を上げます。しかし、そのときに活性酸素という毒素が体内で発生してしまいます。活性酸素は、ＤＮＡを酸化させ、細胞自体の機能を低下させてしまうため、あらゆる老化の症状や病気のリスクを高めます。

したがって、老化をできるだけ防ぎ、健康な体を維持するためには、ストレスを受けたとき、いかに体を酸化させないかということが大切になります。

この酸化を防ぐ役割を果たすのが、ＤＨＥＡです。

ＤＨＥＡは、体がストレスを受け、活性酸素が発生すると察知するやいなや体内で分泌され、体内が酸化しないように働いてくれます。久留米大学医学部の研究チームが行った調査（９４０人の被験者を27年間追跡調査したもの）によると、**ＤＨＥＡが多い人ほど長寿であることが報告されています。**

ただし、ＤＨＥＡは多ければ多いほどよいというわけではありません。サプリメントも

【DHEAが体内の酸化を防止】

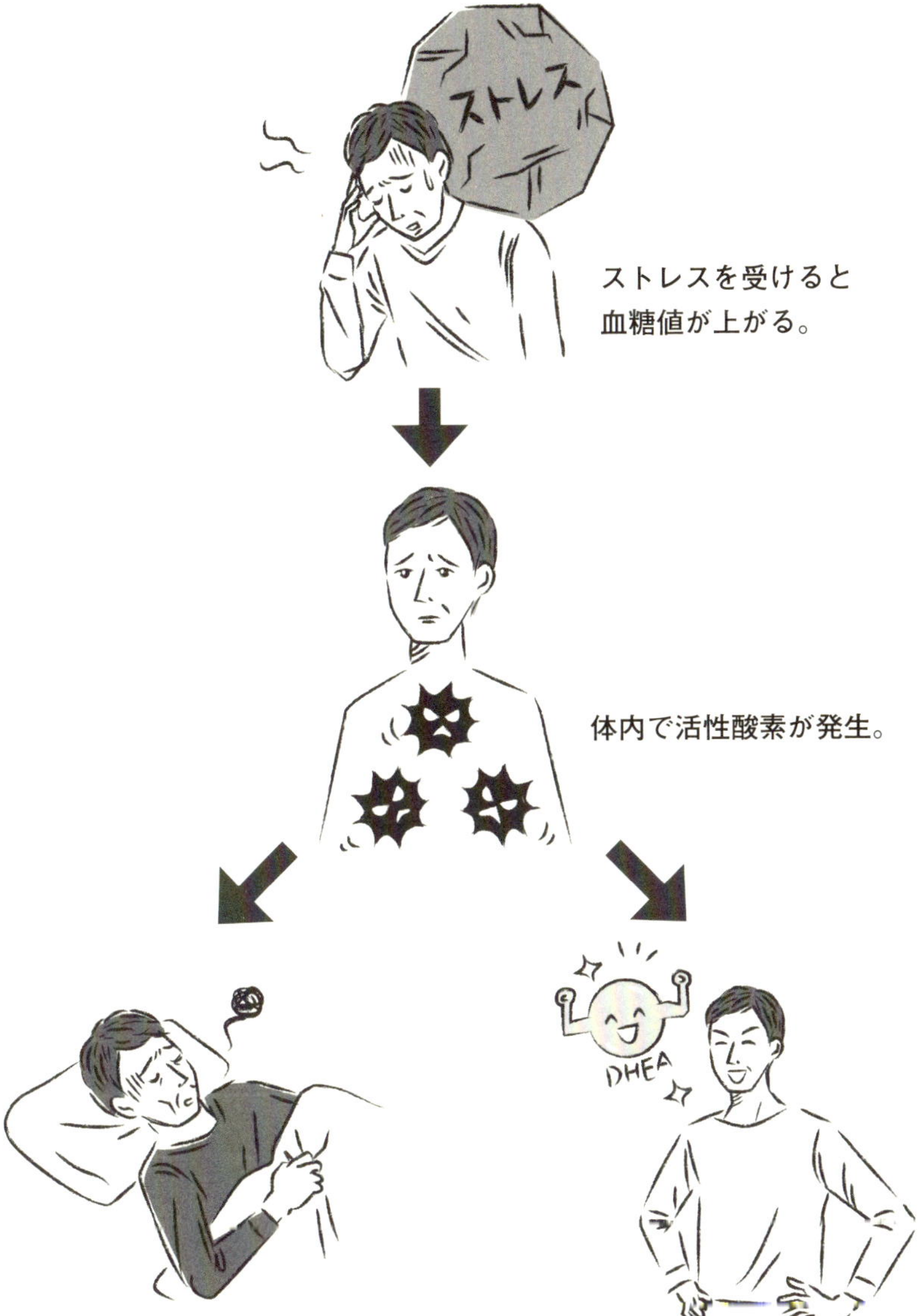

老化・病気が進行する。

DHEAが体の酸化を防ぐことで、
若々しさが保たれる。

販売されていますが、摂り過ぎると倦怠感やニキビ、肝機能障害などの副作用が起こることがあるので注意が必要です。**ＤＨＥＡは、外から摂取しなくても、体内で分泌されるものなので、自然に分泌されるように生活習慣を改めるのが一番です。**

そして、そのために大切なのが筋肉をつけることです。ＤＨＥＡは、ある程度の筋肉をつけると増えるということがわかっています。なかでも、特に下半身を鍛える運動が効果的です。全筋肉の７割は下半身にあるので、階段を「下りる」ことで筋肉に負荷をかけると、ＤＨＥＡを生み出す活動が活性化されます。

また、先述したように、ストレスはＤＨＥＡを浪費します。ストレスが大きいほど、対抗するためにより多くのＤＨＥＡが必要になるからです。

おわかりですね。

ＤＨＥＡの無駄遣いを防ぎ、適切に生み出すためには、ストレスを感じるようなハードな筋トレはＮＧだということです。誰もが無理なく行える、階段を「下りる」という動き。それくらいがちょうどいいのです。

DHEAは免疫力・記憶力アップにも役立つ

DHEAは若返りを担うホルモンの一種であると同時に、「ホルモンの母」でもあります。これをもとに、男性ホルモンや女性ホルモンをはじめとする50種類以上のホルモンがつくられるからです。そのため、DHEAの役割は多岐にわたります。

①体を酸化から守る
②筋肉を維持して代謝を高め、体脂肪を減らす
③リンパ球を活性化して免疫力を高める
④脳の神経細胞を促して記憶力を強化する
⑤細胞の再生力を高める
⑥性ホルモンの安定供給をする
⑦ミネラルバランスを維持する

⑧血管のメンテナンスをする
⑨インスリンの働きを助け、糖尿病を予防する
⑩生殖能力を高める

なかでも、⑥の性ホルモンの安定供給はＤＨＥＡの大切な役割です。

性ホルモンの代表格は、男性ホルモンと女性ホルモンです。男性も、記憶力や自律神経の安定を図るためには女性ホルモンが必要ですし、女性も、筋肉量を増やしたり決断力を磨いたりするためには男性ホルモンが必要です。

しかし、男性は女性ホルモンを分泌する卵巣を持っていません。女性も、男性ホルモンを分泌する精巣を持っていません。したがって、男性も女性も、性ホルモンのもととなるＤＨＥＡの力を頼ることになります。

また、**更年期以降の女性は、ＤＨＥＡとの関わりが非常に深くなります**。

月経がある間、女性ホルモンの90～95％は卵巣でつくられています。しかし、閉経すると、閉経前に比べて5～10％の量の女性ホルモンでやりくりすることになります。女性ホルモンは記憶力に関わっているため、量が激減することで、物の名前が出てこなくなった

り、新しいことを覚えにくくなったりします。さらに、女性ホルモンの一種であるエストロゲンには、骨代謝を活発化する働きがあるため、量が減ることで、腰痛や膝痛の一因にもなります。したがって、ＤＨＥＡをできるだけ温存することは、非常に大切だと言えるでしょう。

糖尿病を予防

２００５年、米国心臓学会大会でオーストラリアの医師たちが、非常にユニークな研究結果を発表しました。

「下り坂運動には、糖尿病を予防する効果がある」

この報告がユニークである理由は、「上り坂」と「下り坂」を比較して実験がなされたところにあります。

上り坂と下り坂、あるいは、階段の上り下りはセットで考えられるのが一般的です。そのため、山道や階段を使う健康的メリットを調べた研究はいくつかあるものの、「上り」対「下り」はほとんど見受けられません。そういう意味で、この「下り坂運動には糖尿病を予防する効果がある」という報告は、私に非常に大きなインパクトを与えました。

研究は、次のようなかたちで行われたそうです。

対象は、普段運動をしていない45人。スキーリゾートを利用し、2か月間ずつ、2種類の運動を課しました。

①歩いて山を上り、スキー用のリフトで下りる
②同じ山をリフトで上り、歩いて下りる

これらを週3～5日実施し、それぞれの2か月の前後で、脂質代謝と糖代謝の変化を調べました。

当初、彼らはどちらも「上り坂運動」のみに効果があると予想していたそうです。ところが、いざふたを開けてみると結果は異なりました。

中性脂肪濃度は、予想通り「上り坂運動」後にのみ低下しましたが、グルコース（ブドウ糖）を摂取したときに**血糖値を維持する能力（耐糖能）は、「下り坂運動」後にのみ著し**

く向上したのです。耐糖能は血糖の取り込み能力と関係しており、これが低下するとII型糖尿病のはじまりだと言えます。したがって、「下り坂運動」によって耐糖能が向上するということは、「下り坂運動」は糖尿病の予防に効果的であるということが示唆されたことになります。

なぜ、このような違いが現れたかというと、下り坂運動で使われる速筋繊維は、糖を主なエネルギー源としていることが関係していると考えられます。つまり、下り坂運動によって速筋繊維が鍛えられたことによって、血糖の吸収能力も高まったと推察されるのです。

しかし、これは言い換えれば、その場限りの下り坂運動では、同様の効果を得られるとは限らないということです。２か月間という長期にわたり、速筋を鍛えたからこそ得られたものだと考えるほうがよいでしょう。

したがって、**大切なのは、階段を「下りる」ことを習慣化すること**。トレーニングだと気負って何度かトライして挫折するのではなく、日々の生活に取り入れることです。

脳の老化を防ぐ

認知症になると、物忘れなどの症状が現れるとともに、脳の委縮が確認されます。脳が委縮するのは、大脳皮質の神経細胞が死滅するためと考えられています。

かつては、「脳の神経細胞の数は生まれたときに決まっていて、その後は加齢とともに減っていくだけで、一度失われた神経細胞は再生しない」とされていました。しかし、最近の研究によって、大脳皮質にある神経細胞が分裂することによって、新たな神経細胞が再生することが明らかになってきました。これは、高齢期においてもなされる、脳の素晴らしい働きのひとつです。

そこで気になるのが、どうすれば脳の神経細胞を再生させられるのか、ということ。アメリカ・メリーランド大学のカーソン・スミス博士らが行った研究によると、ウォーキングで神経再生を誘導できることが明らかになりました。

対象は、軽度認知障害の患者17人と、健常高齢者18人。両者はそれぞれ、ランニングマシンを使って1日30分程度のウォーキングを週3回程度行いました。そして、ウォーキングの前後で心肺機能を測定して持久力を評価し、ＭＲＩで調べた脳萎縮の進行度と比較検討をしました。

その結果、軽度認知障害の患者も、健常高齢者も、**持久力が高い人は脳萎縮が改善しているることがわかったのです。** さらに、軽度認知障害の患者においては、認知機能と関連性がある部分の委縮が改善される傾向が観察されました。これによって、ウォーキングを定期的に行うことで、健康な人はもちろん、すでに認知障害が生じている人も、認知症をくいとめられる可能性が示唆されたのです。

もちろん、これはウォーキングという手段を用いた実験なので、階段を「下りる」場合に全く同じ効果が得られるとは限りません。しかし、足を前後に動かすウォーキングと、階段を「下りる」動作は、筋繊維の使われ方は異なるものの、動きとしては、ほぼイコールと考えられます。したがって、階段を下りることによる予防効果も大いに期待できると私は考えています。

また、最近、物忘れが増えたという方。歩行のばらつきも感じてはいませんか？　歩幅がせまくなったり、歩く速度が遅くなったりしているとすれば、それは、脳の運動ニューロンの数が減少しているのかもしれません。

運動ニューロンというのは、筋肉を支配する神経細胞で、筋肉を収縮させて自由に動かすために欠かせないものです。そのため、これが加齢によって減少すると、筋肉との連携が薄れ、歩行にばらつきが生じ、転びやすくなります。つまり、**脳が老化すると、足腰の老化も招くということです**。そして大変興味深いことに、足腰の老化が脳の老化を加速させるという側面もあります。

実は、筋肉の中には感覚器があり、その感覚器から送られる信号によって脳を刺激することができます。つまり、**筋肉を動かすことで脳を活性化できるのです**。特に、足のつま先には感覚器が集中しているため、地面を踏みしめることによって、大脳辺縁系の「海馬」という短期記憶中枢を刺激・活性化することができます。

日ごろから階段を下りて、足腰を鍛えることは、実は脳の老化防止にも役立つことなのです。

血流アップで全身健康に

下半身には、重力の関係で約70％の血液が集まっています。また、脚は心臓から最も遠い部位のため、**ふくらはぎを中心とした筋肉には、血液を心臓へ戻すポンプ機能が備わっています**。筋肉を活用して収縮と弛緩を繰り返すことで、まるで乳搾りのように血液を心臓へ送り返すサポートをしているのです。これを、ミルキングアクションと言います。

もし、ミルキングアクションが作動しないと、体はどうなるでしょうか。充分な血液を心臓へ届けられなくなるため、心臓自身が脚のポンプ機能を補う羽目になり、圧力を上げます。すると、心臓に過度の負担がかかって働きが低下し、動悸や息切れ、冷えやむくみなど、全身に悪影響が及びます。また、老廃物がとどまって血栓をつくり、脳梗塞や動脈硬化などを引き起こす可能性もあります。

次のような場合は、ミルキングアクションが低下している恐れがあるので、注意が必要です。

□ふくらはぎが、だるい、つっ張る
□夕方になると靴がきつくなる
□すねを指で5秒以上押して離した後に、くぼみが残る

ミルキングアクションを促すために大切なのは、ふくらはぎの筋肉を動かすことです。ウォーキングでも効果はありますが、**高低差がある階段を使ったほうが、よりダイナミックにふくらはぎを刺激できます**。だから、階段を「下りる」のです。

第 4 章

階段を「下りる」効果を高める健康習慣

生きがいを持つ

階段を下りることで、さまざまな健康効果を享受できることをお伝えしてきましたが、この章では、その健康効果をさらに高める生活習慣についてご紹介いたします。

まず考えていきたいのは、どうすれば、階段を下りることを日常生活に取り入れられるのか、ということです。

「体にいいから続けてください」と言われても、その通りにできる人はなかなかいません。電車を降りたとき、目の前にエスカレーターがあれば利用してしまうのは人の常です。エレベーターがちょうど到着したら、ついつい乗り込んでしまうこともあるでしょう。

私は、それらを否定するつもりはありません。階段を下りることは移動するための手段のひとつですから、TPOに応じて手段が選択されるのは自然なことです。

では、どうすればいいか。

「生きがいを持つ」

これが、私が導き出した答えです。

生きがいを持つということは、目標に向かってワクワクしながら生活するということです。読者の方のなかには、「とにかく老化したくない」と思っている方もいるでしょう。しかし、「老化したくないから階段を下りる」のではなく、「**生きがいをまっとうするために老化を防ぐ**」というふうに考えてみてはいかがでしょうか。つまり、目的は老化を防ぐことではなく、生きがいをまっとうすることにあるのです。

私が尊敬している、三浦雄一郎さんのお話をしたいと思います。

三浦雄一郎さんは、日本人で初めてアメリカの世界プロスキー選手権に出場を果たしたプロスキーヤーであり、数々の山を制してきた登山家です。そして彼は、２０１３年に80歳という年齢でエベレストに登頂する偉業を達成しました。

これだけ聞くと、「超人」「自分とは違いすぎる」と思われるかもしれません。しかし、彼は50代～60代前半にかけて一度現役を引退し、体重が90キロまで増え、狭心症の発作を何度か起こすほど生活習慣病にむしばまれていたことをご存じでしょうか。雄一郎さんもまた、多くの人と同じように加齢の渦にのみこまれていた時期があるのです。

自身の健康状態にショックを受けた雄一郎さんは、ある目標を立てました。それが「まだ登ったことがないエベレストに登頂する」ということでした。それから彼は生活を改め、食事制限やトレーニングを重ねました。トレーニングは徐々に過酷さを増し、一時期は片足に8キロの重りをつけ、背中に30キロの荷物を背負ってウォーキングをしていたそうです。しかし、そこに悲壮感はまったくありませんでした。なぜなら、**彼はエベレストに登頂するという目標のために、ワクワクしながら生活を送っていた**からです。そう、彼には「生きがい」があったのです。そして70歳のときに初めて登頂。75歳で挑戦したときには、まだ登頂していない段階で「次は80歳でエベレストに来る」と言って、周囲を驚かせたそうです。

彼は2017年に、ある雑誌のインタビューで次のように語っています。

「今、普段は片足2キロの重量がある靴を履いて生活しています。出かけるときには15～20キロの荷物を背負います。これは普段の生活の中で体に負荷をかけることを意識しているからです。そうしなければ筋肉も骨も強くなりませんからね。

階段を上るのが面倒くさければ、下りるときだけ使ってもいいでしょう。実際に僕の場合も、**上りはエレベーターを使って、下りるときは階段を使うこともあります**。加速している自分の体重を受け止めなければいけませんから、骨にもいい刺激になります。骨を強くするには、垂直荷重が一番ですから重いものを背負って歩くんですよ」（一部抜粋・要約）

このように、彼が日々の生活を工夫できるのは、彼に「生きがい」があるからです。つまり、「生きがい」があれば、自然と日々の行動が定まり、結果として、生きがいをまっとうできる健やかな体が手に入るのです。

次の一歩のことだけを考える

さて、あなたの生きがいは何でしょうか。決して、大それたものである必要はありません。「孫の成長を見守る」「季節ごとに旅をする」「近所のお友達とおしゃべりをする」など、人生に彩りを与えてくれることは、素晴らしい生きがいだと言えます。

生きがいがあれば、自然と外出が増え、階段に遭遇する機会も増えます。

たとえば「絵を描く」ということが生きがいの場合。静かに筆を動かすだけではなく、画材を買いに出かけたり、風景画を描きに遠出したりすることもあるでしょう。つまり、運動を伴わない生きがいであっても、階段を「下りる」機会は充分あるということです。機会が多くなれば、たとえ毎回階段を下りなくても、絶対数は増えます。

私の生きがいは、健康長寿の方法を世の中に伝えることです。できるだけ多くの方々に、もっと健康になってほしい、もっと長生きをしてほしいと思っています。

私はもともと、認知症を研究する医師でした。しかし、「病気になってから病気を治す」という考え方に疑問を持つようになりました。医者の仕事は、病気を治すことだと思われているかもしれませんが、本当は、誰だって病気になんてなりたくないはずです。だったら、病気にならないようにすればいい。そう思って、1997年ごろから、研究の内容を健康長寿に移行しました。

方向転換を図った当時は、「一体、何の研究なんだ」と、周りから不思議な顔をされたものです。医者は病気を研究するのが当たり前。そんな時代でした。

けれども、私は**健康を保つためには、病気を予防することが大切**だということを啓蒙し続けてきました。本当に、一歩一歩、地道な活動です。なかなか世の中に認知されず、もどかしい思いをすることもありましたが、歩みを止めることはありませんでした。

「歩みを止めなければ、必ず前に進む」

この、シンプルかつ非常に大切なことを語ってくれたのは、三浦雄一郎さんの息子さんである三浦豪太さんです。豪太さんもプロスキーヤーであり、登山家でもあります。

２００４年頃、豪太さんから富士山に登らないかと誘われました。これには理由があります。雄一郎さんから、「次にエベレストに登るとき、ベースキャンプに来てくれませんか」と頼まれていたのですが、素人の私がいきなり６０００メートルの高地に行くのは危険です。そこで、ベースキャンプに同行することが可能かどうか、まずは試しに富士山に登ってみることを豪太さんが提案してくれたのです。

８合目あたりまで登ったころ、私は低酸素による高山病のような症状に襲われました。息が苦しくて、頭がぼーっとし、一歩も動けなくなってしまいました。「登頂は無理かもしれない」と思っていると、前方を歩いていた豪太さんが、こう言いました。

「先生、僕の足を見てください。決して止まっていないでしょう。これはゆっくり歩いているんです」

よく見ると、豪太さんの足は左足か右足のどちらかが前に出ていて、平行ではありませんでした。一方、私の足は平行でした。

歩みを止めて途中で挫折する人の足は、右足と左足が同じ位置にあるそうです。でも、ほんの少しでも、どちらかの足を前に出して立ち止まれば、それは止まっていることにはならず、ゆっくりだけど先に進んでいることになるとのこと。たしかに、前に進むという行為は右足と左足を交互に出し続けることです。だから、両足は決して平行になりません。さらに、豪太さんはこう続けました。

「先生は今、頂上のことを考えていませんか。それは成功しないパターンです。僕たちは常に次の一歩のことだけを考えています。先生も頂上のことを一切考えず、次に出す一歩のことだけを考えてください」

その言葉にはっとした私は、次の一歩のことだけを考えて再び足を動かし始めました。すると、気がついたときには富士山の頂上にたどり着いていました。

小さな一歩も、積み重ねれば大きな歩みとなります。同様に、**ほんの数段であっても、継続すれば大きくなります。**コツコツ、地道に、一歩ずつ。階段を「下りる」ということを、無理せず、生活の一部にできるように続けていただければと思います。

「下りる」だけじゃない！　速筋を鍛える日常の動き

平成時代、テクノロジーは驚くほど進化し、人々の生活は劇的に便利になりました。しかし、便利になるということは、人間が手足を動かす必要がなくなるということです。それは果たして、よいことなのでしょうか。

私が感銘を受けた本『BORN TO RUN 走るために生まれた』（クリストファー・マクドゥーガル著）に、次のような一節があります。

「シューズのサポート機能をどんどん増やすことで、われわれは足を自然な状態から遠ざけてきた」

この本は、なぜ走ると足が痛むのかということに疑問を持った著者が、世界で最も偉大な長距離ランナー、タラウマラ族に行きつき、その過程でわかったランニングの新常識を次々とレポートする良書です。この一節は、次のようなことを訴えています。

シューズにいろいろと矯正機能を加えると、足の機能をサポートしすぎてしまう。だから、**裸足になって足を鍛えることが大切**だ。裸足で過ごせば、足が地面と接することで、地面と自分の関係について絶えず情報を受け取ることができる。一方、靴を履いた足は変わらぬ環境の中で眠るばかりだ。

これを現代人の生活に置き変えると、次のように表せるのではないでしょうか。

「われわれは生活を便利にすることで、体本来の機能を衰えさせてきた」

本書の冒頭でもお伝えしたように、日常生活の動きは、思っている以上に複雑です。その**複雑な動きを、便利さと引き換えに放棄することは、健康長寿の視点からすると非常に**

もったいないことです。

また、恐ろしいことに、便利な生活にあぐらをかいていると、自分の体が衰えていることに気付きません。寝たきりになるのを防ぐためには、まずは動けない体を自覚することが大切ではないでしょうか。

日常生活においては、階段を「下りる」以外にも、速筋を鍛えられる動きがあります。

- 布団の上げ下ろし
- 窓ふき
- 床の雑巾がけ
- 洗車
- 和式トイレを使う

これらの動きを、なるべく日常生活の中に取り入れていきましょう。

【速筋が鍛えられる動き】

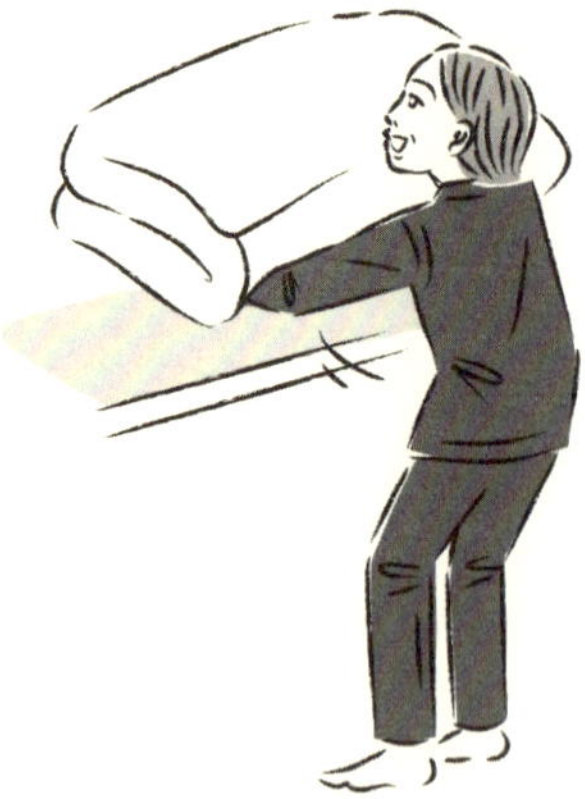

布団の上げ下ろし

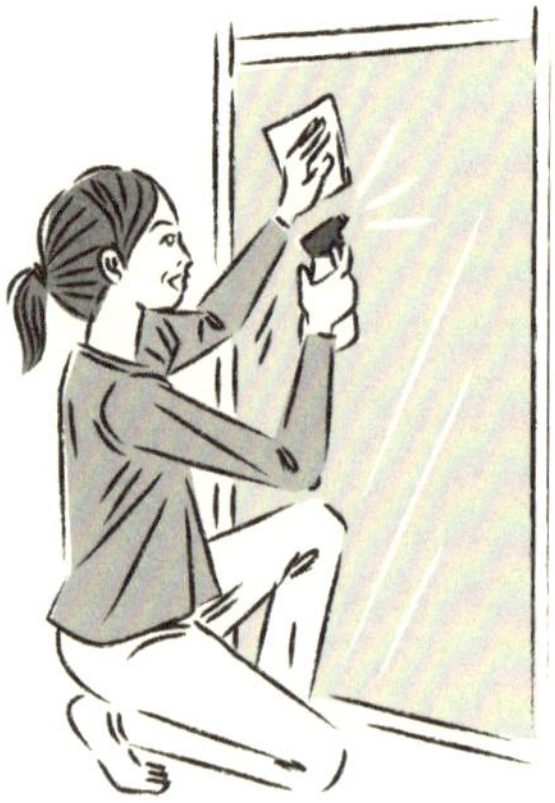

窓ふき

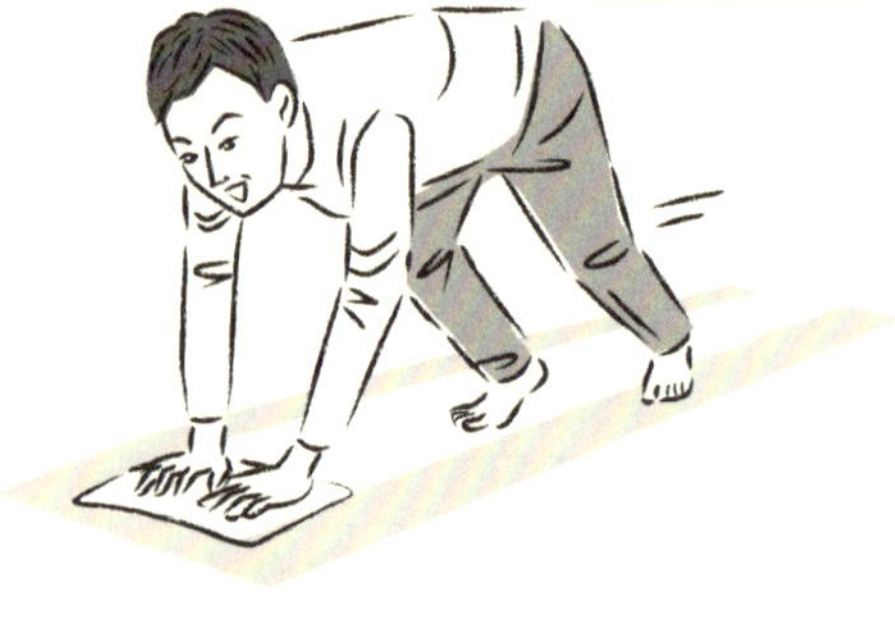

床の雑巾がけ

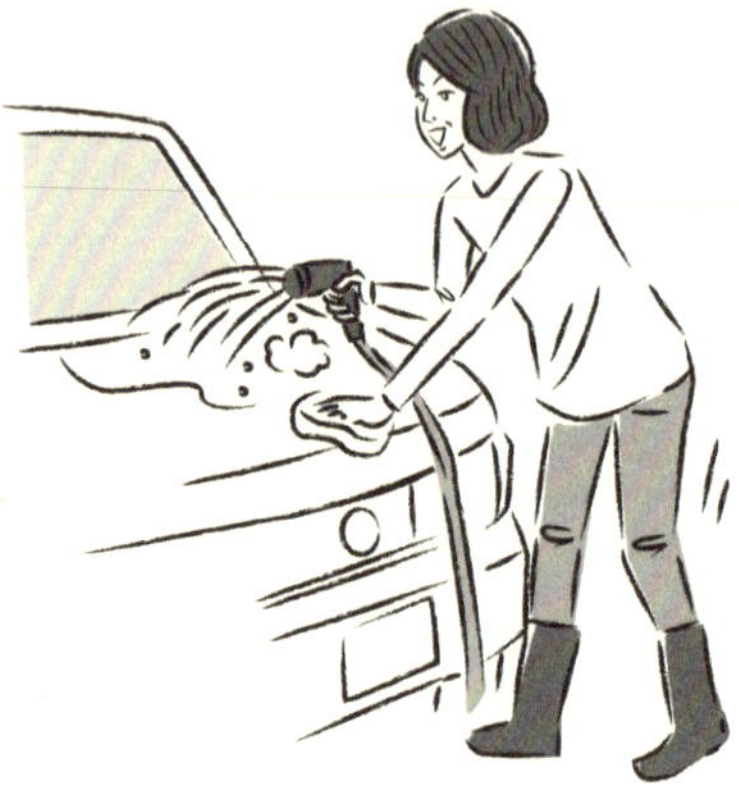

洗車

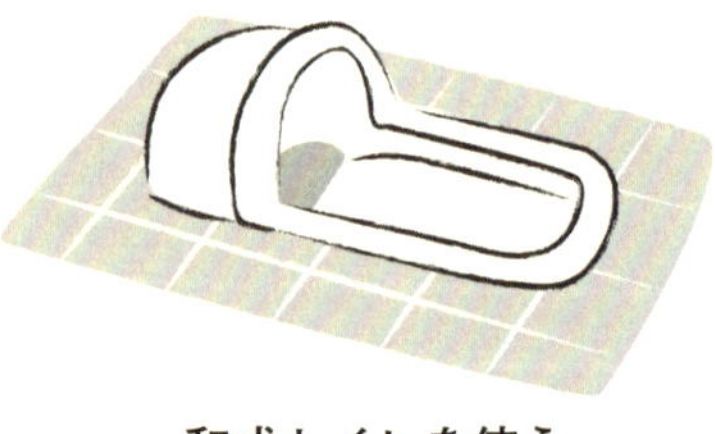

和式トイレを使う

姿勢がよいと、歩くことが苦にならない

少しの距離を歩くだけで疲れてしまい、とても階段を下りるどころではない。そんな場合は、姿勢が影響を与えている可能性があります。

姿勢がよいと、歩くことが苦になりません。

脊椎動物である人間は、背骨によって姿勢を維持しています。そして背骨は、二足歩行をするうえで重力のストレスを受けないようにS字状になっています。したがって、このS字カーブを描けていれば「よい姿勢」、描けていなければ「悪い姿勢」ということになります。

よい姿勢は、体に負担がかからないので、体をラクに動かすことができます。そうすると日常生活がおのずとアクティブになり、活動量が増えますし、体に軸ができるので転倒防止にも役立ちます。また、胸郭を大きく動かせるようになるので、酸素と二酸化炭素の交換がしやすくなり、細胞の若返りを助けます。

【背骨と姿勢の関係】

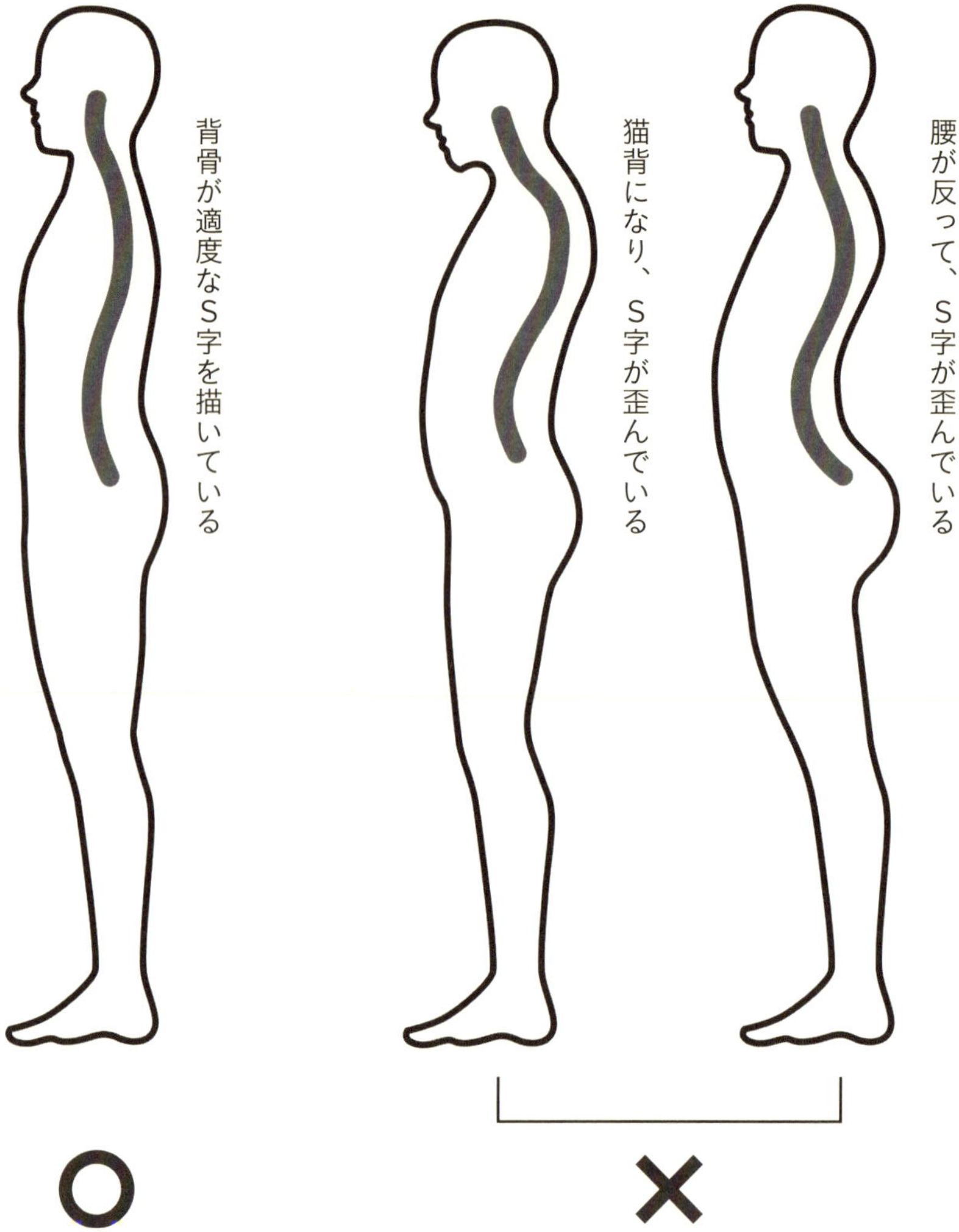

背骨が適度なS字を描いている
猫背になり、S字が歪んでいる
腰が反って、S字が歪んでいる

よい姿勢

体に負担がかからず、ラクに動けるため、活動量が増える。

悪い姿勢

筋肉の動きや関節のバランスが悪くなり、活動量が低下する。

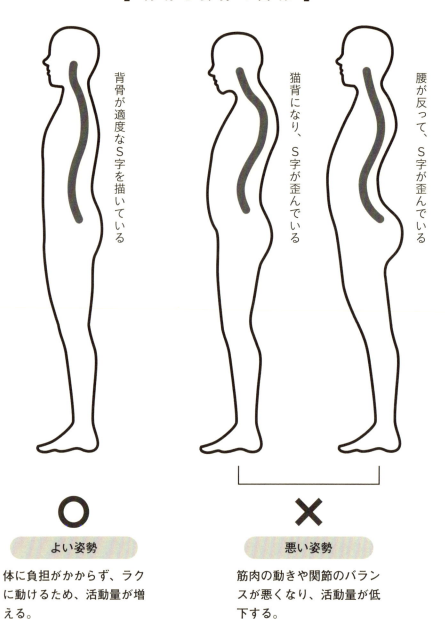

一方、悪い姿勢の場合は、筋肉のバランスや関節の動きが悪くなるので、動作が小さくなります。すると、活動量が低下し、筋力や体力も衰えていきます。さらに、軸がずれることで、転ぶリスクも高まります。

姿勢がよくなる「ボール座り運動」

よい姿勢を身に付けるためにおすすめなのが、ボールを使った体操です。方法はとても簡単。手のひらよりひと回り大きいボールの上に座るだけです。もともとは、脳機能に障害がある子どもの機能回復のために行われていました。

なぜ、ボールに座るだけで正しい姿勢が身に付くのか。

それは、「転がる」というボールの特性にあります。ボールに座ったとき、体の重心が左右どちらかに偏っていたり、骨盤が前後に傾いていたりすると、バランスが崩れて転がってしまいます。しかし、そうならないように、人は反射的に上下に弾んだり、重心を移動させたりしてバランスをとろうとします。実は、これがいいのです。転がらないよう

【 使用するボール 】

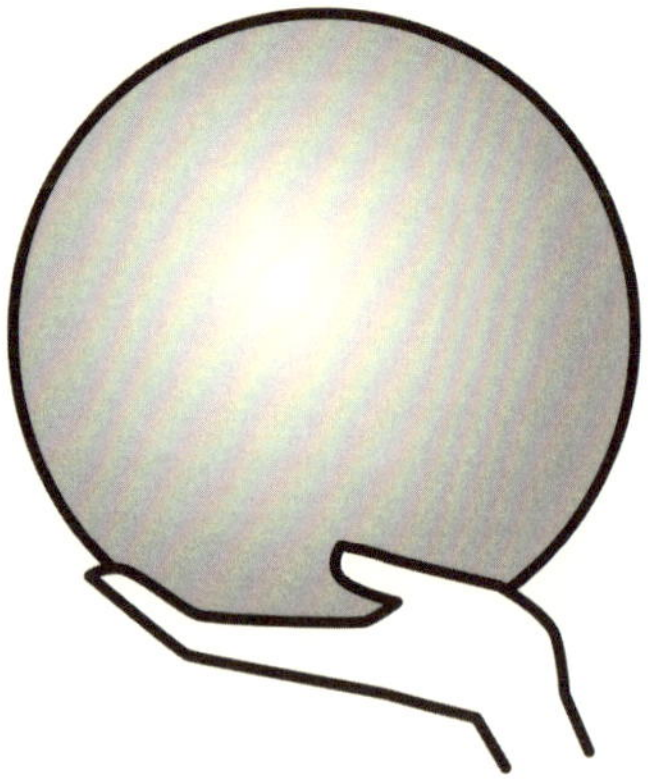

- **直径20〜26cmのエクササイズ用**
- **片手でつかんだとき、少し力を入れると表面にくぼみができる程度にふくらましたもの**

※小さいボールはバランスがとりやすいので、中高年やボール初心者に向いています。

※500円程度で購入できます。ゴムボールやビーチボールで代用するのは危険なのでやめましょう。

に反射的に**偏りを直そうとすることによって、体を安定させる筋肉が鍛えられ、よい姿勢を保てる**ようになるからです。

また、ボールは弾力性があるので、使う人の体のラインにぴったり沿うのもいいところです。安全に、しかも効果的に体を鍛えるのに適しています。

正しい姿勢が身に付けば、日常生活をラクに行えるようになるだけではなく、腰痛や肩こりなどの予防にも役立ちます。クッション代わりに置いておき、気軽に運動しましょう。

☑まずは座り方をチェックしましょう

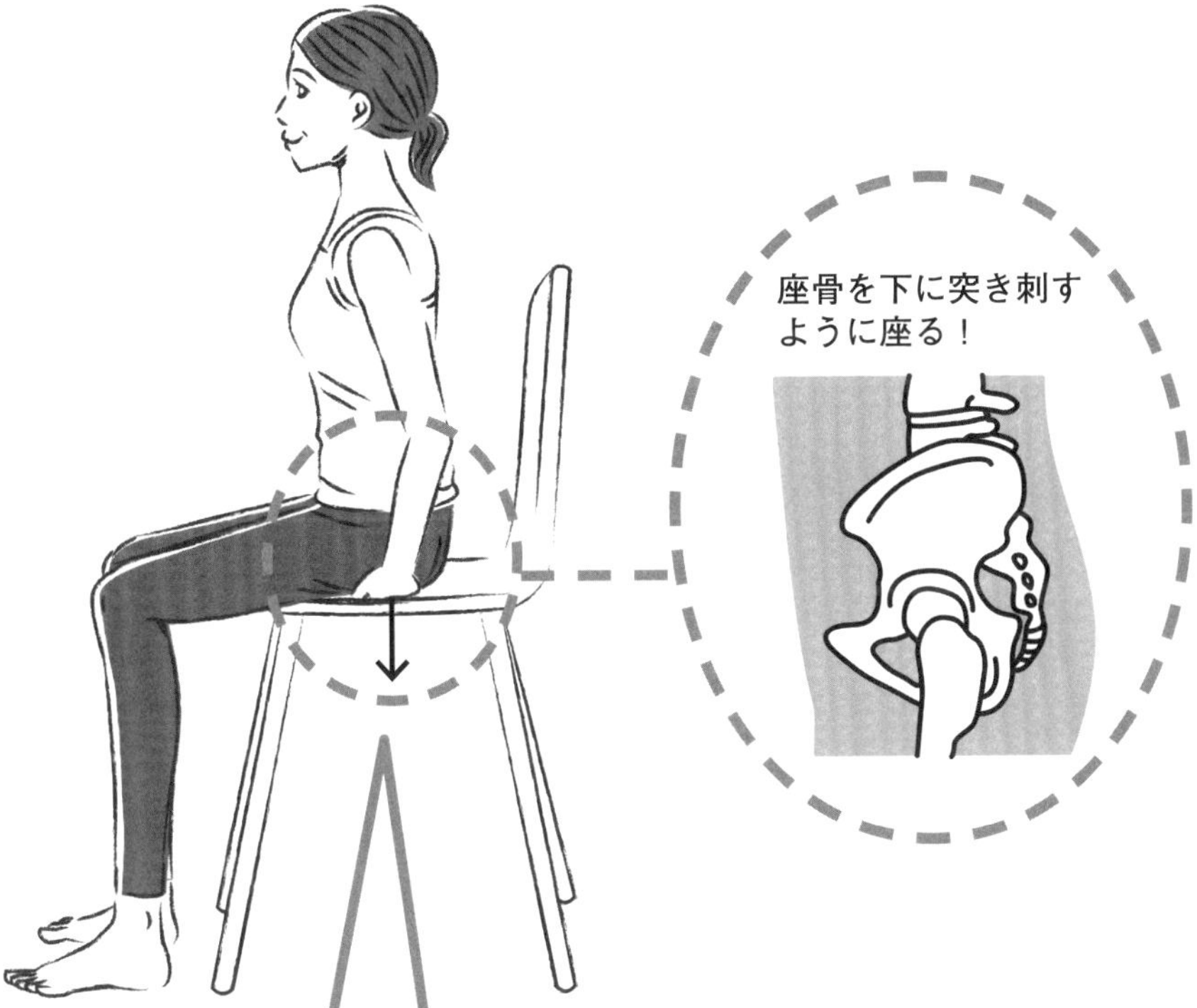

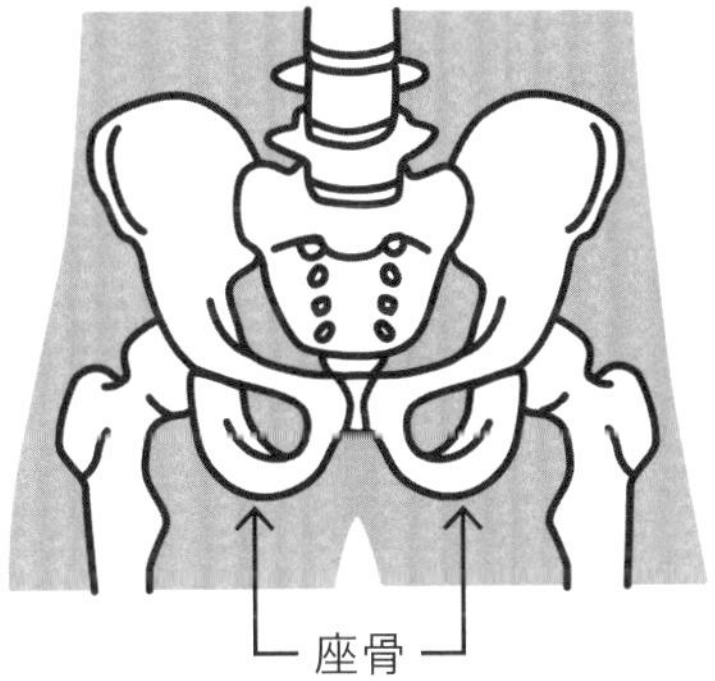

座骨（骨盤の下部に突き出している２つの骨）をまっすぐ下に突き刺すように座ると、骨盤が正しい位置になります。
お尻の下に両手のひらを上に向けて入れ、座骨が手のひらを突き刺す感覚をつかみましょう。

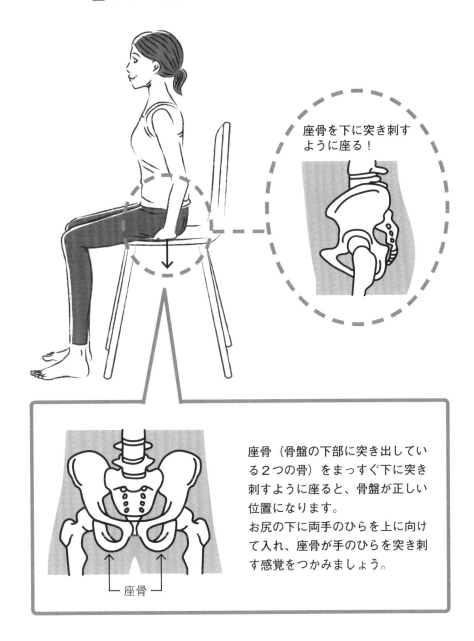

［ ボール座り運動 ］

ボールの上に座って座骨を動かす運動をすると、骨盤を安定させる筋肉を鍛えることができます。骨盤が前や後ろに傾いていると姿勢が崩れてしまうため、骨盤をまっすぐ安定させることはとても大切です。

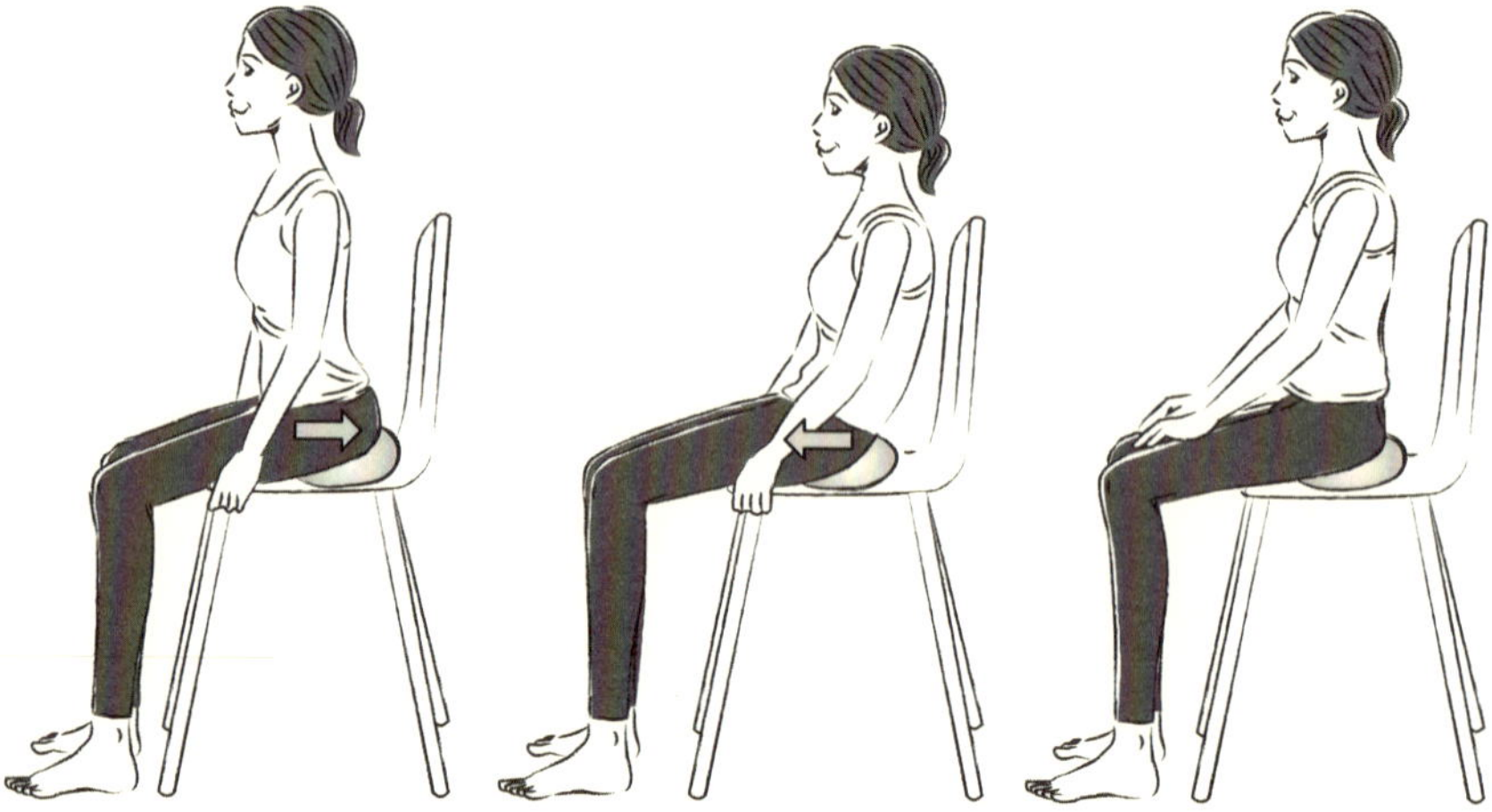

❸

座骨を元の位置に戻し、今度は後ろに押し出すようにボールを転がします。骨盤が前に傾き、胸が張り出していることを意識しましょう。❶〜❸を３〜５回繰り返します。

❷

両手で座面の両脇を押さえ、座骨を前に押し出しながらボールを転がします。骨盤が後ろに傾き、骨や背骨が丸まっていることを意識します。

❶

足の裏全体がつく高さのイスに座り、座面の中央にボールを置いて座ります。座骨がまっすぐに床を突き刺すようにしましょう。

呼吸の質が上がると、健康の質も上がる

呼吸は、生命活動の源です。肺で取り入れられた酸素は、脳や筋肉へ届けられ、思考や行動を叶えます。人類が直立歩行をできるようになったのは、「喉を開け、胸をふくらませ、地球上のどの生物よりも上手に空気を吸うため」という説があるほど、人が人らしい生活をするために欠かせません。

人は、1分間に20回呼吸しているとすると、1日に2万8800回も呼吸をしていることになります。毎日、これだけの回数を重ねる行為の質が上がったら、当然、体にもよい影響が出ます。肺の奥深くまで新鮮な酸素を取り込めるようになると、ガス交換もしっかり行われるので、**全身の細胞を若返らせることにつながります**。また、筋肉がスムーズに動くようになり、**骨が強くなって筋力もついていきます**。さらに、深呼吸をすると背筋が伸びるように、正しい呼吸を意識することで**姿勢を整えることにもつながります**。

肺の奥深くまで新鮮な酸素を取り込める呼吸、すなわち深い呼吸の代表格は、腹式呼吸

です。

肺という臓器は、自分の力でふくらんだり縮んだりできません。そのため、肺が収められている胸郭を周囲の筋肉が動かすことで、肺をふくらませたり縮ませたりしています。肋骨の間にある筋肉で胸郭を動かしているのが、胸式呼吸。そして、胸郭の下にあるドーム状の筋肉・横隔膜を働かせて胸郭を動かしているのが腹式呼吸です。ガス交換は、胸式呼吸でも腹式呼吸でも行えますが、腹式呼吸は肺の容積を最大限に使えるので、ガス交換の効率がよくなります。

【 肺と胸郭、横隔膜のつくり 】

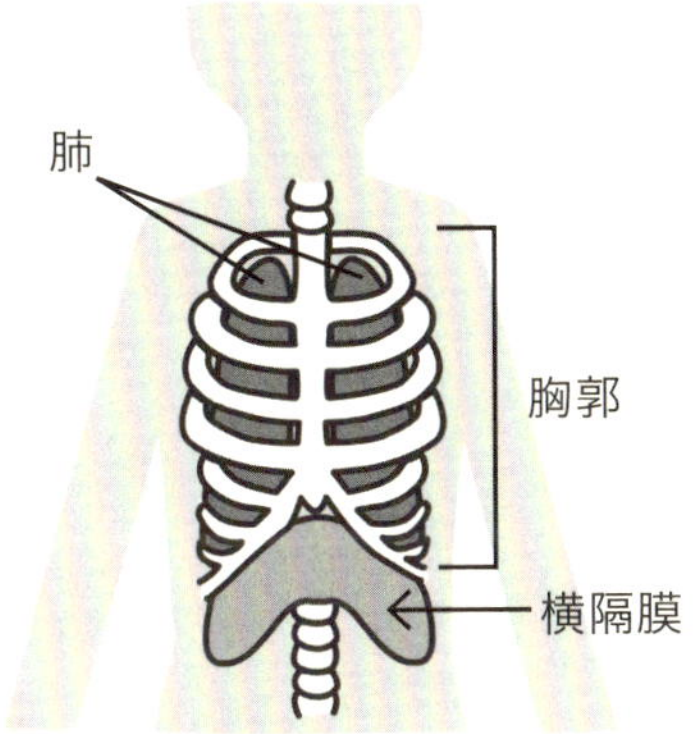

【 呼吸の方法 】

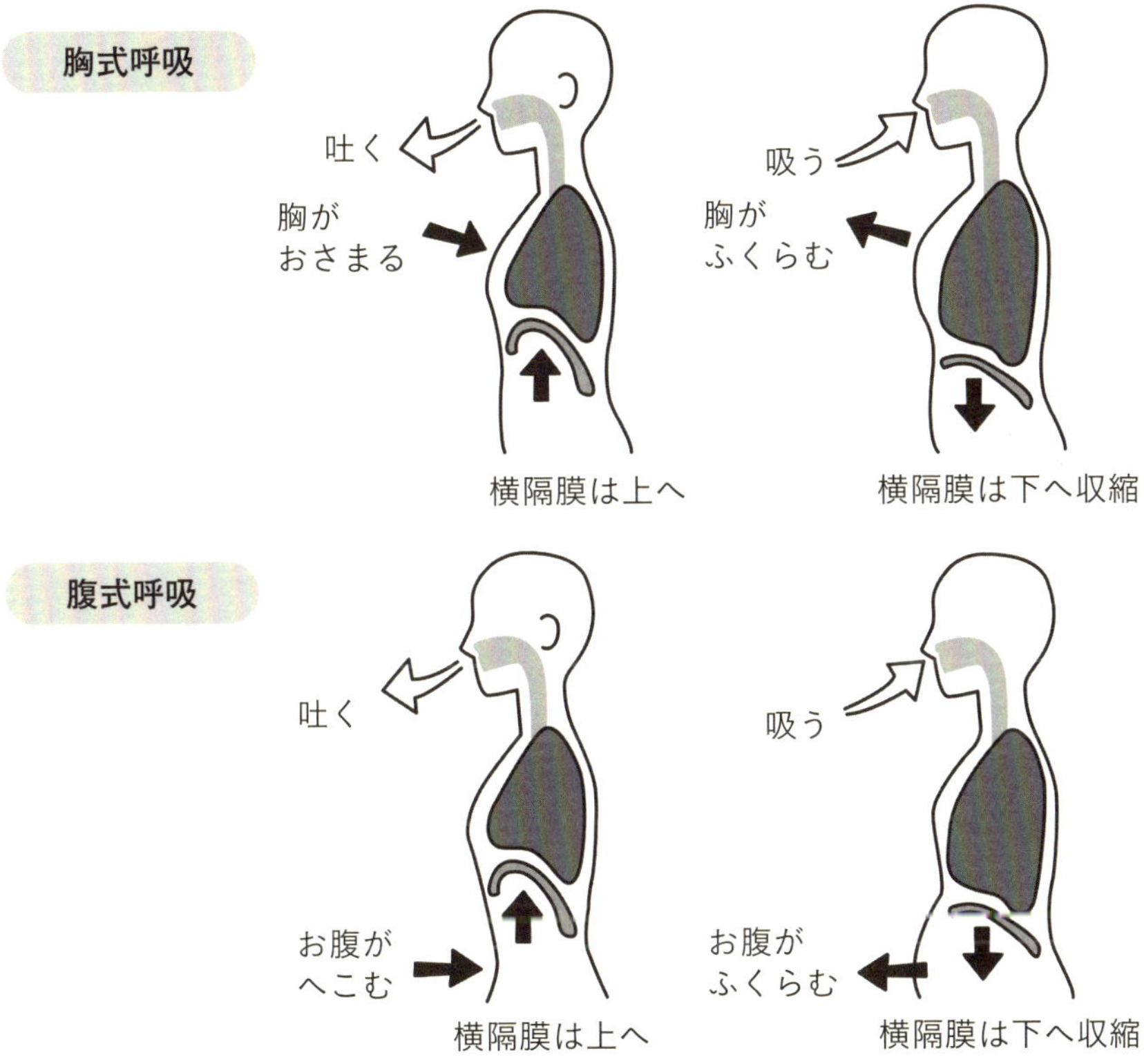

腹式呼吸が身に付く簡単エクササイズ

若いころは腹式呼吸ができていても、加齢とともに胸式呼吸になっている人も少なくありません。ストレスや不安が多い社会であることも呼吸が浅くなる要因のひとつです。

腹式呼吸を身に付けて、若々しい肉体を育みましょう。

【腹式呼吸エクササイズ】

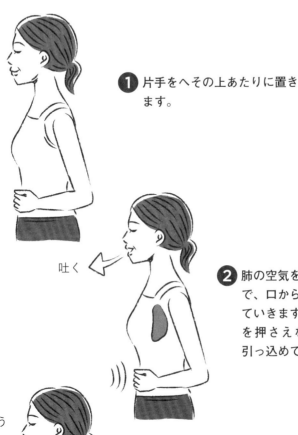

❶ 片手をへその上あたりに置きます。

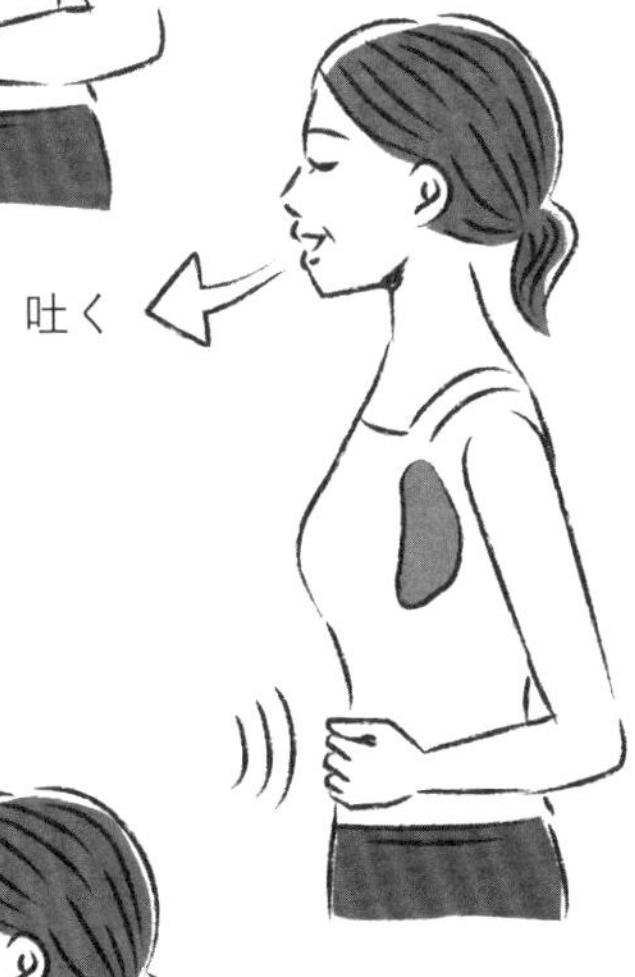

❷ 肺の空気をすべて出すつもりで、口からゆっくり息を吐いていきます。手で軽くおなかを押さえながら、おなかを引っ込めていきましょう。

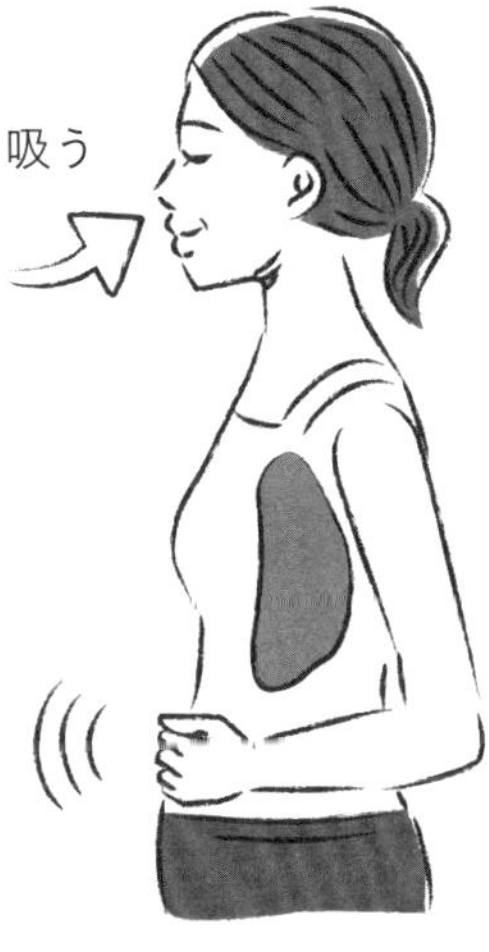

❸ 下腹をふくらませるようにしながら、鼻から息をゆっくり吸います。❶〜❸を1日10〜15分程度続けましょう。

おわりに

「人生に下りはない」

このことを教えてくださったのは、三浦雄一郎さんのお父様である、三浦敬三さんです。敬三さんは、古希（70歳）でヒマラヤ、喜寿（77歳）でキリマンジャロを滑降し、白寿（99歳）のときにはモンブラン山系の氷河を滑り降りた方で、私が最も尊敬する長寿者のひとりです。

富士山で豪太さんが私に言った「右足と左足を同じ所で絶対に止めない」というメッセージは、元々は敬三さんが三浦家に広めた教えだったそうです。

歩行の原則は、右足を出したら、左足を出す。左足を出したら、右足を出す。この繰り返しです。これは当たり前のようですが、足を止めさえしなければ、必ず前進できるということを伝えています。

「歩みを止めなければ、必ず山頂へ到着できる」と。

そして彼らは、人生もこれと同じだと言いました。

階段は下りても、人生に下りはありません。下りて下りて下りて、人生という山を上っていくのです。

階段を自分の足で下りる。そんな当たり前のことを放棄するのはやめましょう。エスカレーターやエレベーターに頼ってばかりの日常を変えましょう。

無理をする必要はありません。ほんの数段でもかまいません。

足を止めさえしなければ、必ず物事は前進します。そして、人生の頂きに到達できます。

白澤卓二

ブックデザイン　山之口正和＋永井里実(tobufune)
イラスト　アライヨウコ
構成　森本裕美

著者紹介

白澤卓二（しらさわ・たくじ）

お茶の水健康長寿クリニック院長。医学博士。

1958年神奈川県生まれ。千葉大学医学部卒業後、同大学院医学研究科博士課程修了。順天堂大学大学院医学研究科加齢制御医学講座教授を経て現職。専門は寿命制御遺伝子の分子遺伝学、アルツハイマー型認知症の分子生物学など。日本でのアンチエイジング研究の第一人者。著書は『100歳までボケない101の方法』（文藝春秋）、『アルツハイマー病が革命的に改善する33の方法』（飛鳥新社）、『間違いだらけの危ない「生活習慣」老化ストップ！ まだ間に合う！ 医療最前線 実践用決定版』（講談社）など300冊を超える。また、テレビの健康番組、雑誌、各企業誌などでのわかりやすい医学解説に定評がある。

階段を「下りる」人は なぜ寝たきりにならないのか？

2019年4月18日　初版第1刷発行

著　者　白澤卓二
発行者　野田博幸
発行所　株式会社 小学館集英社プロダクション
　　　　東京都千代田区神田神保町2-30 昭和ビル
　　　　編　集　03-3515-6823
　　　　販　売　03-3515-6901
印刷・製本　大日本印刷株式会社

本文組版　朝日メディアインターナショナル株式会社
校　正　株式会社聚珍社
編　集　木川禄大

Printed in Japan　ISBN978-4-7968-7775-6